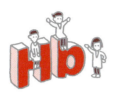

薬剤師

薬物療法に活かす

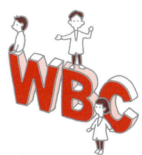

検査値の読み方
教えます！

検査値から
病態を読み解き、
実践で活かすための
アプローチ

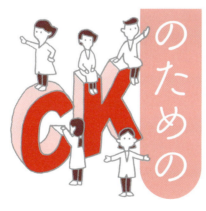

のための

野口善令 編

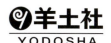

謹告

　本書に記載されている診断法・治療法に関しては，発行時点における最新の情報に基づき，正確を期するよう，著者ならびに出版社はそれぞれ最善の努力を払っております．しかし，医学，医療の進歩により，記載された内容が正確かつ完全ではなくなる場合もございます．

　したがって，実際の診断法・治療法で，熟知していない，あるいは汎用されていない新薬をはじめとする医薬品の使用，検査の実施および判読にあたっては，まず医薬品添付文書や機器および試薬の説明書で確認され，また診療技術に関しては十分考慮されたうえで，常に細心の注意を払われるようお願いいたします．

　本書記載の診断法・治療法・医薬品・検査法・疾患への適応などが，その後の医学研究ならびに医療の進歩により本書発行後に変更された場合，その診断法・治療法・医薬品・検査法・疾患への適応などによる不測の事故に対して，著者ならびに出版社はその責を負いかねますのでご了承ください．

序

　チーム医療は，昨今の診療現場では欠かせないものとなり，薬剤師にも多職種チームの一員として職能の発揮が要望されるようになりました．
　たとえば，病院薬剤師の病棟活動では，相互作用のある薬剤や不要・不適切と思われる薬剤の変更や中止を医師とディスカッションすることが求められます．さらに，処方箋用紙に検査値を表示する取り組みが全国的に広まりつつあり，薬局薬剤師には副作用がでていないかをモニターしてアラートを出す役割も求められるでしょう．
　薬剤師が，薬剤の効果や副作用の判断，薬剤変更や減薬・用量調整の提案等を適切に行うためには，薬剤師も患者さんの検査値を読み解き，患者さんの病態を推論しなければなりません．つまり，検査は医師だけが扱うものではなくなり，薬剤師も基本的な検査を理解しておく必要があります．

　このような薬剤師への期待に応えるために，本書では，代表的な検査について，症例（症状，検査値，処方内容）を提示し，これらの情報から患者さんの病態を推論し，なぜそのような検査値の異常を示すのかを解説し，副作用や薬剤の効果を判断し，処方提案につなげていく考え方が理解できるように構成しました．さらにステップアップのトピックスとして，チーム医療やコミュニケーションについても，医師にうまく伝わる上手なコンサルトや処方提案の仕方，ポリファーマシーの問題をとりあげました．

　薬剤師全般を対象にしましたが，臨床の現場ですぐに活かせる実践的な内容は研修医にも役立つ内容になったと自負します．
　本書が，検査の読み方，考え方を理解する助けとなれば幸いです．

2016年6月

執筆者を代表して
野口善令

薬剤師のための
薬物療法に活かす
検査値の読み方教えます！
検査値から病態を読み解き、実践で活かすためのアプローチ

contents

序 ……………………………………………………… 野口善令

第1章　知っておきたい基礎知識

- 検査値の正常，異常，基準範囲について …………………… 野口善令　10

第2章　ケーススタディで検査値を学ぶ

1 血算の異常　18

1）赤血球

①大球性貧血
- 薬剤性巨赤芽球性貧血 ……………………………… 飛田　晶　19
- 悪性貧血 …………………………………………… 飛田　晶　24
- 骨髄異形成症候群 ………………………………… 笹島沙知子　29

②正球性貧血
- 薬剤性溶血性貧血 ………………………………… 笹島沙知子　36

③小球性貧血
- 鉄欠乏性貧血 ……………………………………… 山室亮介　42
- 慢性疾患に伴う貧血 ……………………………… 山室亮介　47

④多血症
- 真性多血症 ………………………………………… 神原淳一　51

2）白血球
　①白血球増加
　　● 薬剤性好酸球増加 ……………………………………… 岡田祐美子　55
　　● 慢性骨髄性白血病 ……………………………………… 岡田祐美子　61
　②白血球減少
　　● 薬剤性好中球減少症 …………………………………… 野口善令　67
　　● 汎血球減少 ……………………………………………… 野口善令　72

3）血小板
　①血小板増加
　　● 血小板増加 ……………………………………………… 横江正道　78
　②血小板減少
　　● 薬剤性血小板減少症 …………………………………… 丸山寛仁　84
　　● 偽性血小板減少症 ……………………………………… 丸山寛仁　92

2 肝・胆道系の異常　96

1）AST/ALT
　　● 薬物性肝障害（肝細胞障害型） ……………………… 久田敦史　98
　　● C型慢性肝炎 …………………………………………… 久田敦史　103

2）ALP/γGTP，ビリルビン
　　● 薬物性肝障害（胆汁うっ滞型） ……………………… 渡邉剛史　106
　　● 胆管癌 …………………………………………………… 渡邉剛史　112

3 腎機能検査，尿検査の異常　116

　　● 薬剤性腎障害 …………………………………………… 吉見祐輔　118
　　● 慢性腎臓病（CKD） …………………………………… 吉見祐輔　126
　　● 腎障害と薬剤投与量 …………………………………… 吉見祐輔　132

4 糖・脂質代謝の異常　138

1）血糖，HbA1c
　　● 薬剤性高血糖 …………………………………………… 末松篤樹　140
　　● 薬剤性低血糖 …………………………………………… 末松篤樹　146

2）TC，LDL-C，HDL-C，TG
　　● 他疾患で治療中に偶発的に見つかった脂質異常症への対応 …… 宮川　慶　151

5 炎症反応の異常 ………………………………………………………… 156
- CRP ……………………………………………………… 福田 徹 157

6 CKの異常 ………………………………………………………………… 163
- CK上昇 ………………………………………………… 野口善令 164
- 炎症性筋炎 ……………………………………………… 花木奈央 170
- 脂質異常症の治療中の異常値について ……………… 宮川 慶 173

7 Ca，Pの異常 …………………………………………………………… 179
- 高Ca血症 ……………………………………………… 渡邉剛史 180
- CKDに伴う骨ミネラル代謝異常（高P血症） ……… 渡邉剛史 186

8 電解質の異常 …………………………………………………………… 193
- 低Na血症 ……………………………………… 添野祥子，高田俊彦 195
- 薬剤性低K血症 ………………………………………… 武田大樹 203

9 甲状腺ホルモンの異常 ………………………………………………… 209
- 甲状腺機能低下症 ……………………………… 添野祥子，高田俊彦 210

10 凝固の異常 ……………………………………………………………… 216
- 薬剤性DIC ……………………………………………… 林 理生 218
- ワルファリン治療中のPT-INR延長 …………………… 林 理生 224

第3章 さらなるステップアップをめざして

- 多職種カンファレンス〜院内の多職種カンファレンスを想定して，
  医師が薬剤師に望むこと ……………………………… 宮下 淳 234
- チームの一員として必要なコミュニケーション …… 渡部一宏 240
- ポリファーマシー ……………………………………… 東 光久 246

索引 …………………………………………………………………………… 258

執筆者一覧

● 編　集

野口善令　　名古屋第二赤十字病院総合内科

● 執　筆 (掲載順)

野口善令	名古屋第二赤十字病院総合内科
飛田　晶	名古屋第二赤十字病院総合内科
笹島沙知子	名古屋第二赤十字病院総合内科
山室亮介	名古屋第二赤十字病院総合内科
神原淳一	名古屋第二赤十字病院救急科
岡田祐美子	名古屋第二赤十字病院総合内科
横江正道	名古屋第二赤十字病院総合内科
丸山寛仁	名古屋第二赤十字病院救急科
久田敦史	名古屋第二赤十字病院総合内科
渡邉剛史	名古屋第二赤十字病院総合内科
吉見祐輔	名古屋第二赤十字病院総合内科
末松篤樹	名古屋第二赤十字病院総合内科
宮川　慶	名古屋第二赤十字病院総合内科
福田　徹	名古屋第二赤十字病院救急科
花木奈央	京都大学大学院医学研究科医療経済学分野
添野祥子	福島県立医科大学 白河総合診療アカデミー／福島県厚生農業協同組合連合会白河厚生総合病院総合診療科
高田俊彦	福島県立医科大学 白河総合診療アカデミー／福島県厚生農業協同組合連合会白河厚生総合病院総合診療科
武田大樹	福島県立医科大学 白河総合診療アカデミー／福島県厚生農業協同組合連合会白河厚生総合病院総合診療科
林　理生	福島県立医科大学 白河総合診療アカデミー／福島県厚生農業協同組合連合会白河厚生総合病院総合診療科
宮下　淳	福島県立医科大学 白河総合診療アカデミー／福島県厚生農業協同組合連合会白河厚生総合病院総合診療科
渡部一宏	昭和薬科大学臨床薬学教育研究センター
東　光久	福島県立医科大学 白河総合診療アカデミー／福島県厚生農業協同組合連合会白河厚生総合病院総合診療科

第1章

知っておきたい
基礎知識

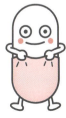

第1章 知っておきたい基礎知識

検査値の正常，異常，基準範囲について

野口善令

検査結果異常＝病気
検査結果正常＝健康

多くの患者さんはこのように検査結果をとらえていますが，実際には検査異常と病気の有無は1：1に対応する単純な関係ではありません．検査結果を正しく活用するには，検査の目的，検査結果の正常／異常の決め方を踏まえ，解釈のフレーム（枠組み）を理解する必要があります．

検査の目的

検査の目的を**表1**にまとめました．目的が違えば，結果の解釈も異なってきます．

薬剤師に期待されるのは，❶の副作用が出ていないかをモニターしてアラートを出す役割でしょう．また，治療が効いているのか，いないのかを判断するために検査を利用するという使われ方もよくされます．

❷の診断をつけるフレームでは，最初に疑わしい病気を考え（診断仮説），検査は疑った病気のあり・なしを区別（識別）するための道具として用います．例えば，胃切後の貧血では，鉄欠乏，ビタミンB_{12}欠乏，葉酸欠乏が疑われますが，MCV（平均赤血球容積）を測定して高値（大球性貧血）であればビタミンB_{12}・葉酸欠乏の疑いが強くなります．この目的で検査を

表1　検査の目的

❶ 治療効果の指標，副作用のモニター
❷ 診断をつける
❸ 健康診断（早期診断）
❹ ルーチン検査（入院時，手術前など）

使うのは，主として医師の仕事です．

ときには，薬剤師も患者さんから❸の健診結果の相談を受けることもあるかもしれません．健康診断の目的は，早期に治療介入すれば治癒可能な疾患を自覚症状のないうちに発見して治療につなげること（早期診断）です．大多数の健常人に混じった少数の病気の患者を見つけだすスクリーニング作業です．有病率が高く稀でない疾患を対象にしますが，偽陽性率が高いこと，1度の健診結果では適切な判定が難しい場合があることを認識しておく必要があります．

❹のルーチン検査は，入院時検査，術前検査など，治療や手術に際して障害となる隠れた併存症がないかどうかを評価する目的で行います．

薬剤師が関与することが少ないと思われる，❷〜❹の検査の詳細については他書を参照してください．

検査結果の正常/異常の決め方

検査結果の正常/異常の決め方を**表2**にまとめました．

❶ はずれ値を異常とする

健常者集団に検査を行うと，その結果はバラツキはあるものの大体一定の範囲に入ります．この範囲からはみ出た場合を異常とします（**図1**）．

健常者集団の検査値の分布が正規分布（ベル型）をとるとすると，中央の95%（平均値±2標準偏差）から外れた両端の2.5%ずつを異常とします．実際には，すべての検査の結果が正規分布するわけではありませんが，分布の95パーセンタイルをとるなど考え方の基本は同じです．

これが，最も一般的な異常値の決め方であり，本書でとり上げるWBCとその分画，Hb，Plt，AST/ALT，γGTP，BUN，Cre，CRP，PT-INR，CKなどの正常/異常はこの方法で決められています．

この方法は，病気の有無とは必ずしも関係ない決め方で，健常人の5%

表2　検査結果の正常/異常の決め方

❶ はずれ値を異常とする
❷ 異常値の予後と関連して決める
❸ 診断したい疾患の有無を識別するための正常と異常の境界を決める

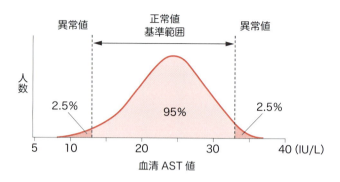

図1　はずれ値による異常値の決め方

は自動的に異常と判定されることになります．逆に，病気のある人でも正常範囲に入ってしまうこともあります．つまり，検査異常と病気の有無は1：1に対応しません．そのため，最近では，正常値といわず，基準値や基準範囲という呼び方をすることが多くなりました．血液検査の後に正常値として記載されている値の大部分はこの方法で決定されています．つまり基準範囲とは「健常者なら大体これくらいの範囲に収まりますよ」という範囲です．医療機関が異なると，多少違う基準値を採用していることもあります．

❷ 異常値の予後と関連して決める

検査値の異常の決め方には，異常値の予後の悪さと関連づけて決める考え方があります．

HbA1c，総コレステロール，LDLコレステロール，HDLコレステロールなど，いわゆるリスクファクターとされる検査の正常/異常はこの考え方で決められています．

図2は総コレステロール値と冠動脈疾患発症のリスクの関係を表したグラフですが，総コレステロール値が240 mg/dLを超える人は発症のリスクが4倍以上に増大することを表しています（160〜200 mg/dLの人の発症リスクを基準としています）．この理由で，総コレステロール値の正常上限は240 mg/dLと決めることが多いのです．

注意すべきなのは，200〜240 mg/dLでもリスクが増大している点です．つまり，240 mg/dL以下＝正常（全く健康）ではなく，段階的にリス

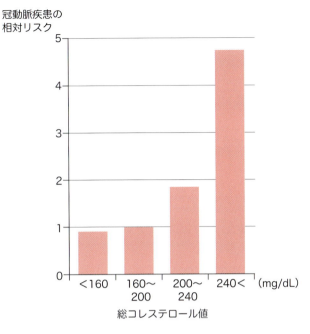

図2 総コレステロールと冠動脈疾患のリスク（男性）

クが増大していると考えた方がよいのです．また，リスクは確率ですので，240 mg/dL以上なら100％確実に発症するわけではありません．この考え方でも将来の発症と総コレステロール値の正常/異常は1：1に対応しません．

❸ 診断したい疾患の有無を識別するための正常と異常の境界を決める

この決め方では，同じ検査でも識別したい病気は何か，偽陽性（過剰診断）と偽陰性（見逃し）の兼ね合いをどれくらいにしたいのか，によって異常/正常の境界（カットオフ）が変わります．前述の診断をつける目的で検査を行う場合の解釈のフレームです．

検査の異常値をみたら

検査の異常値をみたときに考えるべきことは，**表3**の5つです．

表3　検査異常をみたときに考えるべきこと

| ❶ 薬剤副作用の発生 |
| ❷ 新しい疾患・病態の発現 |
| ❸ 治療中の疾患の増悪 |
| ❹ 併存症 |
| ❺ 病的意義のない異常 |

❶ 薬剤副作用の発生

　　副作用は，治療中の原疾患とは異なる，予想しなかった臓器系で発現することがしばしばあります．また，発生頻度が低い副作用は知名度も低いために副作用と認識されるのが遅れることがあります．予期しない検査異常をみた場合，まず副作用が発現している可能性はないか疑ってみることは非常に大事です．

❷ 新しい疾患・病態の発現

　　治療している疾患・病態と全く関係のない新しい疾患が発病してくることは比較的稀で，現存する疾患がリスクとなるか，合併症として発病するのが一般的です．例えば，糖尿病の治療中に脂肪肝が出現してくるなどの場合です．

❸ 治療中の疾患の増悪

　　薬物へのアドヒアランスが悪い，何らかの増悪因子が加わったなどの原因を考える必要があります．例えば，糖尿病の治療中にもかかわらず，HbA1cが上昇してくる場合です．

❹ 併存症

　　現在治療している疾患・病態とは関係のない併存症が異常値の原因となっている場合です．例えば，高血圧で治療中の患者にMDS（myelodysplastic syndromes，骨髄異形成症候群）による白血球減少と貧血が慢性的にみられるような場合です．

❺ 病的意義のない異常

　　正常範囲から少しはみ出した検査結果には，本当に異常なのか，悩まされます．このような軽度の異常値の多くは，前述の『はずれ値』の考え方による異常で，必ずしも疾患の存在に結びつくものではありません．

　　では，「原因は何か」と問われると，答えるのは非常に難しく，偶然によ

る検査結果のばらつき，摂取物の影響による軽微な生理的異常など，はっきりしない原因によるものが混在し，真の原因はわからないというのがほとんどです．病的意義のない単なる変動とみなす場合が多いでしょう．

治療効果の指標とする場合も，正常範囲を少し超えた程度の軽微な異常値は，治療がまあまあうまくいっており，コントロールがそう悪くないことを意味するので，それほど目くじらを立てる必要はないでしょう．

無視してはいけない検査異常値

無視してはいけない検査異常値について**表4**にまとめました．

❶ 異常値に緊急性がある

異常値自体が致死的になり得る緊急事態の可能性があるため，すぐに対応しなければならない病態です．医療機関ごとにパニック値が定められています．

例として，WBC＜1,500/μL　Hb＜5.0 g/dL　Plt＜30,000/μL　PT-INR＞3.0などがあります．

❷ 極端な異常値

AST/ALT＞1,000 IU/Lなど極端な高値を示す場合，重大な疾患が存在する可能性が高くなります（**図3**）．

❸ 時間の経過とともに異常が進行性に増悪する

異常値が時間の経過とともに進行性に増悪するか，新しく出現した場合，重大な疾患のはじまり，または進行中の可能性があります．前値と比較することが重要です．

❹ 治療の副作用に関連する

副作用であれば，薬物を中止すれば改善し，続行すればさらにひどくなるため，軽度の異常でも副作用の可能性には敏感になるべきです．例えば，

表4　無視してはいけない検査異常値

❶ 異常値に緊急性がある
❷ 極端な異常値
❸ 時間の経過とともに異常が進行性に増悪する
❹ 治療の副作用に関連する

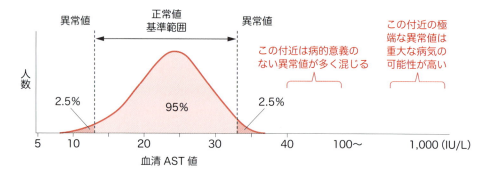

図3 異常値の考え方

スタチン治療中のCK上昇，ACE阻害薬，ARB治療中のクレアチニン上昇などです．

- 検査には目的があり，目的が違えば，結果の解釈のしかたも異なってきます．
- 検査結果の正常/異常は，はずれ値を異常とする決め方が最も多く採用されています．
- 基準範囲内だから正常，そこからはずれたら異常という素朴なとらえ方を卒業できると，検査に振り回されず，検査をより賢く読みこなせるようになります．

◆ 文献

1)「診断に直結する検査の選び方，活かし方」(野口善令/編)，レジデントノート増刊，12 (14)，羊土社，2010
2)「診断に自信がつく検査値の読み方教えます！」(野口善令/編)，羊土社，2013

第2章

ケーススタディで検査値を学ぶ

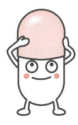

第2章 ケーススタディで検査値を学ぶ

1 血算の異常

【代表的な基準値】*

検査項目	略記	単位	基準値
赤血球数	RBC	$\times 10^4/\mu L$	男 410〜530 女 380〜480
ヘモグロビン濃度	Hb	g/dL	男 13〜17 女 12〜15
ヘマトクリット値	Ht	%	男 40〜49 女 36〜45
平均赤血球容積	MCV	fL	80〜100
平均赤血球ヘモグロビン量	MCH	pg	27〜32
平均赤血球ヘモグロビン濃度	MCHC	%	32〜36
網赤血球	Ret	‰	5〜20
ハプトグロビン	Hp	mg/dL	17〜169
白血球	WBC	$/\mu L$	4,000〜8,000
リンパ球	Lymph	%	20〜50
単球	Mono	%	3〜10
好中球	Neut	%	30〜70
好酸球	Eos	%	0〜5
好塩基球	Baso	%	0〜2
血小板数	Plt	$\times 10^4/\mu L$	12〜40

＊基準値は施設により異なる

【検査の目的】

赤血球：貧血・多血症の有無と病型の評価，骨髄機能の評価
白血球：感染，急性炎症，骨髄機能の評価，血液疾患の診断
血小板：止血機能の評価，肝疾患，血液疾患の診断

【貧血の検査結果の読み方】

▶ 貧血の定義　男性：Hb < 12 g/dL　女性：Hb < 11 g/dL
▶ MCV（平均赤血球容積）で分類して鑑別診断を考える

　　MCV < 80 fL　　　→ 小球性貧血
　　MCV　80〜100 fL　→ 正球性貧血
　　MCV > 100 fL　　→ 大球性貧血

▶ 赤血球に加え，白血球，血小板も減少あり → 骨髄での産生低下の疑い

第2章 ケーススタディで検査値を学ぶ

1 血算の異常
1) 赤血球 ①大球性貧血
薬剤性巨赤芽球性貧血

飛田 晶

症例

- 76歳女性．5年前に関節リウマチと診断され，メトトレキサートを内服中
- 使用薬剤：プレドニゾロン錠 5mg 1回1錠 1日2回
  リウマトレックス®カプセル 2 mg 朝 1カプセル，夕 2カプセル/週

検査値

WBC (/μL)	9,000	RBC (×10⁴/μL)	208	Hb (g/dL)	7.5
MCV (fL)	108.2	Plt (×10⁴/μL)	19.9	網赤血球 (‰)	5.1
TP (g/dL)	5.76	Alb (g/dL)	3.22	LDH (IU/L)	410
AST (IU/L)	33	ALT (IU/L)	23	γGTP (IU/L)	19
BUN (mg/dL)	29.9	Cre (mg/dL)	1.17	CRP (mg/dL)	0.2

検査値から何が読み取れるか

- 大球性貧血がみられます．Hbが低値でかつ平均赤血球容積（MCV）が正常以上（>100 fL）です．
  $$MCV = [Ht(\%)/RBC(\times 10^4/\mu L)] \times 1,000$$
- LDHの高値を認めます．

考えられる病態

- 巨赤芽球性貧血が疑われます．
- 巨赤芽球性貧血では，骨髄中の赤芽球が赤血球になる前に壊れるため，赤芽球中のLDHが増加します．
- 赤血球の成熟障害（無効造血）による貧血であり，間接Bil値上昇や，尿中ウロビリノーゲン上昇，ハプトグロビン減少をきたします．

- 通常はコバラミン（ビタミンB_{12}）あるいは葉酸の欠乏が原因です．これらの吸収や代謝異常により，細胞のDNA合成障害が起きます．骨髄では，細胞が急速に分裂しており，よりその影響を受けやすく，巨赤芽球性貧血といった病態として出現します[1]．
- メトトレキサートは葉酸拮抗薬であり，服用中の巨赤芽球性貧血は，葉酸欠乏による赤血球成熟障害をきたしていることを第一に疑います．
- 薬剤使用開始から発症までの期間はさまざまといわれており，ある程度服用すると期間中のいつでも起こり得ます[2]．
- 20 mg/1週以下では発症は稀といわれていますが，腎機能低下者は5 mg/1週以下でも起こる危険があります[2]．

チェックすべき症状

- 巨赤芽球性貧血は，多くは無症状で検査値から発見されます．
- 一般的な貧血の所見（めまい，動悸，息切れ，易疲労感，眼瞼結膜蒼白）と，食欲不振や体重減少，下痢，便秘などがみられることもあります．
- より重症となれば，舌炎，口角炎，微熱がみられることもあります．

他に何が考えられるか

- 葉酸欠乏を起こす他の理由としては，低栄養（特に高齢者），アルコール依存者，広範な回腸切除後，クローン病，妊娠，授乳などです．
- また長期透析患者や，うっ血性心不全，肝疾患の一部の患者でも葉酸欠乏をきたすことがあります．

どうするか

- MCVの上昇をみたら，（他の疾患を鑑別して）メトトレキサートを中止します．
- かなりの血球減少が進行している場合は，葉酸補給のために活性型製剤ロイコボリン®（folinic acid）を使用します．

医師からひとことアドバイス

▶ MCV 上昇のみでむやみにメトトレキサートを中止にすることは，治療中の疾患を難治化させる原因にもなります．他の疾患の鑑別，葉酸製剤の内服ができているかなどを踏まえたうえで医師に相談します．

▶ 肝障害のある患者，アルコール依存者や妊婦，授乳中の患者はもともと葉酸欠乏をきたしやすい状態であり，それらの患者にメトトレキサートが処方されることがないよう，注意します．

まとめ

- メトトレキサートなどの薬剤により葉酸欠乏となり，その結果，骨髄抑制を引き起こします．
- 骨髄での赤血球造血障害により大球性貧血となります．
  (Hb が低値でかつ　MCV > 100 fL)

巨赤芽球性貧血の基礎知識

巨赤芽球性貧血のメカニズム

- 巨赤芽球性貧血は，葉酸欠乏，ビタミン B_{12} 欠乏が原因となり，発症します．
- 葉酸，ビタミン B_{12} は哺乳動物の組織における多くの反応に必須であり，その欠乏により，特にDNA合成障害を引き起こし，骨髄で急速に分裂している細胞に影響を与えます．この骨髄抑制により，正常な赤芽球が産生されず，異常な巨赤芽球が産生され，巨赤芽球性貧血を発症します〔ビタミン B_{12} 欠乏による巨赤芽球性貧血（悪性貧血）については次項参照〕．
- メトトレキサートはジヒドロ葉酸レダクターゼを阻害し，体内の葉酸欠乏を引き起こします．
- 他に，細胞分裂が早い部分への影響があります（口内炎，悪心，軽度の脱毛）．

考えられる鑑別診断と頻度

大球性貧血の鑑別診断

原因疾患	頻度
巨赤芽球性貧血〔ビタミン B_{12} 欠乏（悪性貧血，胃切除後），葉酸欠乏，代謝拮抗薬〕	低い
アルコール性，肝疾患，甲状腺機能低下症	中程度
網赤血球の増加（急性出血，溶血性貧血の回復期）	稀
骨髄異形成症候群（MDS）	中程度

文献3より引用

葉酸欠乏の原因

カテゴリー	原因/疾患	頻度
食事性	高齢者，アルコール依存者，精神障害者など	高い
吸収不良	広範な回腸切除，クローン病，うっ血性心不全	低い
消費亢進・喪失	妊娠・授乳，透析	高い
薬剤性	抗リウマチ薬，抗けいれん薬，アルコール，ST合剤（次表も参照）	高い
混合性	肝疾患，ICU患者	低い

原因となり得る薬剤

葉酸代謝阻害を起こしやすい薬剤

分類	薬剤
抗けいれん薬	フェニトイン，バルビツレート
抗リウマチ薬	メトトレキサート
抗菌薬	ST合剤
その他	アルコール

アルコールそのものも葉酸の拮抗物質と考えられています．断酒によりはじめて，葉酸投与に反応することがあります．

経過

- 葉酸は健常人でも3カ月程度の貯蔵しかできないため，葉酸欠乏に気が付いたら早期の対応が必要です．
- まずは予防的葉酸投与を考慮します．軽症もしくは長期的投与が必要になる患者には食事の改善が勧められます．
- 巨赤芽球性の赤血球が，葉酸を含む正常な赤血球に置き換わるには約4カ月は必要とされています．

リスク因子

高齢者，低栄養，妊婦・授乳，アルコール依存者，長期透析患者．

◆ 文献
1)「ハリソン内科学 第4版」(福井次矢，黒川清/日本語監修) vol.1：pp752-761，メディカル・サイエンス・インターナショナル，2013
2)「膠原病診療ノート 第3版」(三森明夫/著)，日本医事新報社，2013
3)「診断に自信がつく検査値の読み方教えます！」(野口善令/編)，羊土社，2013

第2章 ケーススタディで検査値を学ぶ

1 血算の異常
1) 赤血球 ①大球性貧血
悪性貧血

飛田 晶

症例

- 67歳男性．発熱，前胸部痛と汎血球減少のため当院へ紹介受診．採血結果にてビタミンB_{12}欠乏あり．上部消化管内視鏡検査にて萎縮性胃炎を認め悪性貧血と診断．
- 使用薬剤：なし．

検査値

WBC (/μL)	3,000	RBC (×10^4/μL)	129	Hb (g/dL)	5.3
MCV (fL)	120.9	Plt (×10^4/μL)	3.3	網赤血球 (‰)	3.1
TP (g/dL)	6.05	Alb (g/dL)	4.16	LDH (IU/L)	3,006
AST (IU/L)	66	ALT (IU/L)	25	γGTP (IU/L)	24
BUN (mg/dL)	17.7	Cre (mg/dL)	0.77	CRP (mg/dL)	0.2
ビタミンB_1 (ng/mL)	11	ビタミンB_{12} (pg/mL)	1.17	葉酸 (ng/mL)	5.8

検査値から何が読み取れるか

- 赤血球，白血球，血小板のすべてが減少する汎血球減少がみられ，かつ大球性貧血です．Hbが低値でかつ平均赤血球容積（MCV）が正常以上（＞100 fL）となっています．

    $MCV = [Ht(\%)/RBC(\times 10^4/\mu L)] \times 1,000$

- LDHの高値を認めます．

考えられる病態[1]

- 悪性貧血は，巨赤芽球性貧血のなかでも，自己免疫が関与する胃粘膜の

- 萎縮の結果，重度の内因子欠乏となる疾患です．
- 内因子はビタミンB_{12}の吸収に必要であり，その欠乏によりビタミンB_{12}欠乏となり，それが体内のDNA合成障害，赤血球成熟障害を引き起こします．
- 好発年齢は60歳代で，男女比は1：1.6です．
- 多くの悪性貧血の患者では，内視鏡検査にて萎縮性胃炎を呈し，抗内因子抗体と抗壁細胞抗体が認められます．
- 抗内因子抗体は前述の内因子の働きを阻害し，抗壁細胞抗体は胃のプロトンポンプに対する抗体で，これらの抗体によりビタミンB_{12}の吸収を阻害します．
- 巨赤芽球性貧血では，骨髄中の赤芽球が赤血球になる前に壊れるため，赤芽球中のLDHが増加します．

チェックすべき症状

- 主要な症状としては，他の貧血と同じです（めまい，動悸，息切れ，易疲労感，眼瞼結膜蒼白）．
- 白髪，舌炎，萎縮性胃炎，末梢四肢のしびれ，歩行障害などを認めることがあります．
- ビタミンB_{12}欠乏により，免疫機能障害を起こし，呼吸器や尿路感染を起こしやすくなります．

他に何が考えられるか

- 悪性貧血は，偶然発症するよりも悪性貧血の家族歴のある患者，甲状腺疾患，白斑，アジソン病などの自己免疫疾患をもった患者に発症することが多く，これらの基礎疾患の有無を確認します．
- 他にビタミンB_{12}欠乏による巨赤芽球性貧血を起こす原因として，菜食主義者，胃全摘・部分摘出の患者，クローン病・腸管切除，アルコール依存などが挙げられます．

どうするか

- ▶ 医師にすみやかに報告し，ビタミン B_{12} の注射（500〜1,000μg）を勧めます．
- ▶ 出血傾向があり，点滴が困難な患者には大量内服をする方法もあります．

医師からひとことアドバイス

巨赤芽球性貧血では，葉酸またはビタミン B_{12} のどちらの欠乏が原因であるかを確定することで，的確な治療が行えます．そのことを踏まえて，医師にコンサルトをするとよいでしょう．

まとめ

- 悪性貧血は，自己免疫により胃粘膜の萎縮を引き起こし，その結果，重度の内因子欠乏を引き起こす病態です．
- 内因子欠乏により，ビタミン B_{12} 吸収に異常をきたし，その結果，赤血球成熟障害を引き起こします．
- 治療は，定期的なビタミン B_{12} の点滴注射が必要です．

悪性貧血の基礎知識

悪性貧血のメカニズム

- 人は体内でビタミンB_{12}を合成することはできず，肉や魚，乳製品といった動物性食品からしかビタミンB_{12}を得ることができません．
- ビタミンB_{12}の大部分は，胃の内因子と結合し，回腸で吸収されます．
- ビタミンB_{12}もDNA合成に影響し，前項で述べたように，欠乏すると赤血球の成熟障害を引き起こします．
- また，ビタミンB_{12}は葉酸の合成にも関与しており，欠乏すると葉酸代謝異常もきたすといわれています．

考えられる鑑別診断と頻度

ビタミンB_{12}の吸収不良が起こり得る状態

カテゴリー	原因	頻度
胃の異常	萎縮性胃炎，胃切除，PPIの服用	高い
腸管の異常	腸管切除，重症膵炎	低い
その他	レボドパ，アルコール	低い

原因となり得る薬剤

ビタミンB_{12}の吸収不良を起こし得る薬剤

分類	薬剤
H_2ブロッカー	シメチジン，ファモチジン
PPI	
パーキンソニズム治療薬	レボドパ
痛風発作予防薬	コルヒチン
抗菌薬	フラジオマイシン
抗結核薬	パラアミノサリチル酸
糖尿病治療薬	メトホルミン

文献2，3を参考に作成

　　PPIとレボドパを除き，他の薬剤による発症頻度は低いとされています．

経過

- ビタミンB_{12}は葉酸と異なり，体内に3～4年程度分は貯蔵されており，通常は胃切除後4～5年後よりビタミンB_{12}欠乏が起きてくるとされています．
- 症状がある場合は，回復するまで週に3回はビタミンB_{12}の点滴投与が必要です．
- その後も，定期的なビタミンB_{12}の補充療法が必要です．

リスク因子

胃切除，悪性貧血の家族歴，自己免疫疾患，*H.pylori*患者，アルコール依存

◆ 文献

1) 「ハリソン内科学 第4版」(福井次矢，黒川清/日本語監修) vol.1：pp752-759，メディカル・サイエンス・インターナショナル，2013
2) Koop H & Bachem MG：Serum iron, ferritin, and vitamin B12 during prolonged omeprazole therapy. J Clin Gastroenterol, 14：288-292, 1992
3) Hirschowitz BI, et al：Vitamin B12 deficiency in hypersecretors during long-term acid suppression with proton pump inhibitors. Aliment Pharmacol Ther, 27：1110-1121, 2008

第2章 ケーススタディで検査値を学ぶ

① 血算の異常
1）赤血球 ①大球性貧血
骨髄異形成症候群

笹島沙知子

症例

- 84歳男性．10年前より貧血の指摘がありましたが，特に臨床症状もなく経過観察となっていました．
- 構音障害にて救急外来受診し，脳梗塞と診断され入院となりましたが，血液検査にて汎血球減少の進行の指摘があり精査となりました．
- 問診したところ，入院1週間前より全身倦怠感・脱力は出現していました．
- 既往歴：高血圧
- 使用薬剤：なし

検査値〜入院時

項目	値	項目	値	項目	値
WBC（/μL）	1,900	リンパ球（%）	22.2	単球（%）	3.2
好中球（%）	73.5	RBC（×10⁴/μL）	105	Hb（g/dL）	3.9
Plt（×10⁴/μL）	12.0	Ht（%）	11.2	MCV（fL）	106
MCH（pg）	37.1	TP（g/dL）	5.69	AST（IU/L）	11
ALT（IU/L）	6	LDH（IU/L）	155	T-Bil（mg/dL）	1.59
CRP（mg/dL）	0.20	ビタミンB$_1$（ng/mL）	112	ビタミンB$_{12}$（pg/mL）	518
葉酸（ng/mL）	5.4	ハプトグロビン（mg/dL）	151	網赤血球（‰）	15

入院後施行した骨髄所見

- 正形成〜過形成．
- 骨髄内の造血は亢進し，赤芽球の増加が認められます．

検査値から何が読み取れるか

- 白血球，赤血球，血小板減少（基準値下限）が認められます．このような状態を汎血球減少と呼びます．

- ▶ 貧血の種類として，大球性貧血であることがわかります．
- ▶ 大球性貧血の原因としては，通常ビタミンB_{12}欠乏や葉酸欠乏が頻度として高いですが，検査上認められていません．
- ▶ 網赤血球の増加は認められず，出血による貧血は否定的と考えます（出血などで貧血が進行した場合，骨髄での血球形成が活発となり，網赤血球増加が認められます）．
- ▶ またハプトグロビン低下も認められないことから，溶血性貧血は否定的と考えられます（ハプトグロビンは溶血性貧血の際に消費されるタンパク質で，通常溶血性貧血では低下しています）．

考えられる病態

- ▶ 2系統以上の血球減少を認めており，血液疾患あるいは膠原病や感染症などの全身疾患や薬剤性が疑われます．
- ▶ 原因薬剤としてアルキル化剤やトポイソメラーゼⅡ阻害薬，抗腫瘍薬などが考えられますが，本症例では使用歴がなく，薬剤性は考えにくそうです．
- ▶ 骨髄検査にて，血液では汎血球減少となっているにもかかわらず，骨髄内では造血が亢進しており，赤芽球のような幼若な血球の異常増殖が認められています．このような病態を示す疾患を骨髄異形成症候群（MDS：myelodysplastic syndrome）といいます．
- ▶ MDSは後天性に幹細胞に遺伝子異常が生じ，クローン性に異常芽球が骨髄内で増殖し，形態・機能に異常をもつことにより無効造血（→**Side Note**）が生じる疾患で，正常造血を抑制し血球減少が生じます．

Side Note

無効造血
芽球が正常に血球に分化できないため，血管内へ放出される以前に骨髄で破壊されるという，アポトーシスの亢進によるもの．
無効造血をきたす疾患：サラセミア，鉄芽球性貧血，巨赤芽球性貧血，骨髄異形成症候群，白血病など．

チェックすべき症状

- MDS は慢性経過で進行するものもあり，無症状のときに血液検査で発見されるものも多くあります．
- 血球減少が顕著になると，いずれかの血球減少に起因する症状や身体所見を伴います．
  好中球減少 → 易感染性（重症感染症）
  赤血球減少 → 貧血症状（倦怠感・労作時息切れ・動悸・めまい・心不全症状など）
  血小板減少 → 易出血性（皮膚の点状出血，口腔内出血など）
- これらの症状がある場合，緊急の治療が必要となります．

他に何が考えられるか

- 重症の貧血の場合，Hb の減少が急性経過なのか慢性経過によるものなのかが重要であり，急性経過であることも考え，バイタルチェックや問診（めまい，失神，息切れ，動悸など）が重要です．
- Plt 低下に関しても，ここ最近皮膚にあざが増えていないか，歯磨きのときに出血しないか確認しましょう．
- 血液疾患の診断には侵襲性の高い骨髄検査が必要となるため，問診や血液検査で除外できる疾患から除外していきます．
  例）・薬剤（アルキル化剤，トポイソメラーゼⅡ阻害薬，抗腫瘍薬）・サプリメントの確認（→p.34）
  ・感染徴候の確認
  ・関節痛や皮疹などの膠原病を疑う所見の確認
  ・食事量低下や胃切除術後などのビタミンや葉酸欠乏をきたす病態の有無を確認

どうするか

- 診断が確定し治療開始となるまでは，支持療法として輸血などの補充療法を行います．

- ▶ 診断をつけるために血液検査や骨髄検査を含めた精密検査を行います．
- ▶ 検査としては，血液検査，末梢血と骨髄のスメア検鏡，鉄芽球同定，骨髄生検，フローサイトメトリーによる細胞表面マーカー検査，骨髄染色体検査，遺伝子検査などを行い診断をします．
- ▶ MDSの診断がつくと，予後の予測を行い，経過観察 or 支持療法（輸血など）or 化学療法 or 造血幹細胞移植かの選択となります．
- ▶ 血液疾患の診断は，骨髄生検などの侵襲性の高い特殊な検査が必要となるため，自覚症状が乏しい場合でも汎血球減少などが出現した場合は医師にコンサルトします．特に有症状の場合は緊急治療の対象となるのですみやかに医療機関への受診を促します．

医師からひとことアドバイス

- ▶ MDSは，慢性の経過をとるため無症状のことも多く，血液検査で偶然発見されることも多い疾患ですが，病期が進行し幼若芽球が増加することにより約30％の患者で白血病化し急性骨髄性白血病となる疾患です．
- ▶ 白血病化に伴い急激に症状が進行する場合や，重篤な感染症や出血にて命を落とす可能性もある疾患であり，無症状であっても定期的な検査が必要です．また症状出現時にはすみやかに医療機関を受診するように患者への教育も重要となります．

〈骨髄異形成症候群のエッセンス〉
- 無症状または貧血・感染・出血による症状を示します．
- 血液検査で2系統以上の血球減少や大球性貧血を認めます．
- 骨髄は正～過形成であり，幼若な芽球の増加が認められます．
- 進行すると白血病化することがあります．

骨髄異形成症候群の基礎知識

骨髄異形成症候群のメカニズム

- 原因不明がほとんどです．治療関連性骨髄異形成症候群（放射線照射，アルキル化剤，トポイソメラーゼⅡ阻害薬，抗腫瘍薬）のように発症してくる場合もあります．両者ともに遺伝子変異により生じるものですが，後天性に生じる疾患であり遺伝はしません．
- 造血幹細胞レベルでの異常に起因し，クローナルな骨髄不全状態を呈し，無効造血による血球減少と急性白血病に移行する可能性を有する前白血病状態とされています．

考えられる鑑別診断

- MDSのなかで貧血を有する症例は全体の96％とされており，血球減少に起因する症状のなかでは貧血関連のものが最も頻度が高くなっています．
- 2，3系統の血球減少の場合もみられ，汎血球減少は47.9％と報告されています．そのため，1系統のみの血球減少であっても鑑別に入れ精査を行うことが重要です．

汎血球減少の鑑別診断

骨髄での正常血球産生低下	再生不良性貧血
	骨髄異形成症候群
	急性白血病
	巨赤芽球性貧血
	多発性骨髄腫
	癌の骨髄転移　など
末梢血での血球破壊亢進	脾機能亢進（特発性門脈圧亢進症，肝硬変など）
	感染症（敗血症など）
	膠原病（SLEなど）
	播種性血管内凝固（DIC）
	発作性夜間ヘモグロビン尿症（PNH）　など

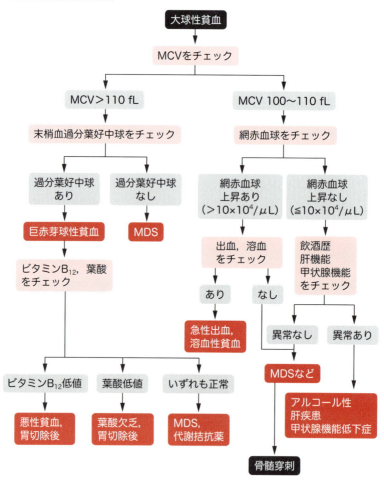

文献1を改変して転載

本症例では汎血球減少＋大球性貧血が認められており，鑑別を絞ることができ，巨赤芽球性貧血や骨髄異形成症候群などが鑑別疾患の上位にあがります．

原因となり得る薬剤

大球性貧血を起こしやすい薬剤

HIV治療薬	スタブジン，ラミブジン，ジドブジン
抗てんかん薬	バルプロ酸，フェニトイン

次ページに続く

葉酸代謝拮抗薬	メトトレキサート
抗腫瘍薬	アルキル化剤，フッ化ピリミジン系
抗菌薬	ST合剤
血糖降下薬	メトホルミン

治療関連MDSを起こしやすい薬剤

アルキル化剤	メルファラン，プロカルバジン，ニムスチン，ニトロソウレア系，など
トポイソメラーゼⅡ阻害薬	ソブゾキサン，エトポシド，など

上記のようなものが代表的ですが，抗腫瘍薬であるアルキル化剤・トポイソメラーゼⅡ阻害薬などの薬剤は，さまざまな骨髄抑制の副作用を示すと考えられています．

- 癌に対する化学療法や放射線治療後に発症するものがあり，原因薬剤はアルキル化剤，トポイソメラーゼⅡ阻害薬などが知られています．
- アルキル化剤使用や放射線治療後に認められるものは，暴露後から5～6年後に発症することが多くなっています．
- トポイソメラーゼⅡ阻害薬によるものは，暴露後から中央値3年での発症といわれています．

経過

- MDSはリスク評価を行い，重症度・年齢から治療法を選択します．
- MDSの重症度分類を行うシステムとして国際予後スコアリングシステム（IPSS：international prognostic scoring system）があり，骨髄内の芽球の割合（%），染色体分析結果，血液検査所見より点数化し，低～高リスク群に分類します．
- 若年（55歳未満）の場合は，造血幹細胞移植ができ，唯一の根治療法となります．他に化学療法や支持療法（輸血やG-CSF投与）にて治療を行います．
- 白血病化した場合，予後不良となるため，白血病化させないことを目標に治療を行います．

◆ 文献

1)「診断に自信がつく検査値の読み方教えます！」(野口善令/編)，羊土社，2013

第2章 ケーススタディで検査値を学ぶ

■1 血算の異常
1）赤血球 ②正球性貧血
薬剤性溶血性貧血

笹島沙知子

> **症例**
>
> ▶ 69歳男性．発熱・腹痛に対して，LVFX（レボフロキサシン）にて治療を受けました．2日間内服した後，症状改善が認められないため，入院となり絶食＋CMZ（セフメタゾール）に抗菌薬変更となりました．
> ▶ 入院3日目より嘔気・血圧低下・褐色尿・眼球結膜黄染が出現しました．
> ▶ 入院時の採血では，Hb 13.5 g/dLでしたが，入院3日目の採血では，Hb 6.7 g/dLまで低下しており，溶血所見を認めました．翌日にはさらにHb 4.0 g/dLと貧血が進行しました．
>
> **検査値　入院時〜入院4日目**
>
> | | 入院時 | 入院3日目 | 入院4日目 |
> |---|---|---|---|
> | WBC（/μL） | 10,420 | | |
> | RBC（×10⁴/μL） | 411 | | |
> | Hb（g/dL） | 13.5 | 6.7 | 4.0 |
> | Ht（%） | 39.1 | | |
> | Plt（×10⁴/μL） | 17.1 | 22.5 | |
> | AST（IU/L） | 40 | | |
> | ALT（IU/L） | 44 | | |
> | LDH（IU/L） | 670 | 1,353 | 2,219 |
> | BUN（mg/dL） | 26.1 | | |
> | Cre（mg/dL） | 1.11 | | |
> | T-Bil（mg/dL） | 4.5 | 7.5 | 7.9 |
> | I-Bil（mg/dL） | | | 5.1 |
> | Ret（‰） | | | 34 |
> | ハプトグロビン（mg/dL） | | 1.0以下 | |

検査値から何が読み取れるか

- Hbが急激に低下し，貧血の進行が認められます．
- 貧血には，小球性貧血，正球性貧血，大球性貧血がありますが，MCV（平均赤血球容積）が80〜100 fLと正常値に入っており，貧血のなかでも正球性貧血であることがわかりました．

$$MCV(fL) = [Ht(\%)/RBC(\times 10^4/\mu L)] \times 1,000$$
$$= (39.1/411) \times 1,000 \fallingdotseq 95.1$$

- 貧血の種類もさまざまありますが，赤血球が壊れることにより赤血球内にあった酵素が漏出し，LDH，AST，ヘモグロビンの分解産物としてI-Bil（間接ビリルビン）の増加が認められており，溶血性貧血の特異的所見を示しています．
- 赤血球の減少により骨髄にて赤芽球優位に過形成が生じ，網赤血球増加も認めています．
- 溶血によって消費されるタンパク質であるハプトグロビンの低下も認められます（ヘモグロビンは血中のハプトグロビンと結合して処理されます）．

考えられる病態

- 溶血性貧血であることがわかります．
- 溶血性貧血は，さまざまな原因により生じることがありますが，本症例では，経過から薬剤性溶血性貧血であることが疑われます．
- 薬剤性溶血性貧血は，薬剤によって赤血球に対して自己抗体が産生され，赤血球が破壊されるために発症する免疫性溶血性貧血です．赤血球に自己抗体が存在しているかを調べる検査を直接クームス試験といい，本疾患では陽性となります（本症例では原因薬剤の同定のため，後に薬剤リンパ球刺激試験を施行し，LVFXにのみ陽性を示し，原因薬剤を特定することができました）．
- 薬剤性溶血性貧血は，病型により好発時期が異なり，薬剤投与から比較的すぐ（1日〜数日）に起こる場合と数カ月後に生じる場合があります（→ p.41）．

- 今回被疑薬として考えられる薬剤としては，LVFX または CMZ が考えられます．

チェックすべき症状

- 貧血症状として，めまい・失神発作・頭痛・倦怠感・息切れ・動悸の有無を確認し，診察所見として顔色不良・眼瞼結膜蒼白・頻脈のチェックが重要です．
  - →赤血球の中のヘモグロビンは肺から取り込まれた酸素を体のすみずみまで運搬する役目を負っているため，貧血が進行すると組織に酸素欠乏が生じ，上記症状を示します．重症貧血を示唆する緊急事態ですので，すみやかに医療機関受診が必要です．
- さらに溶血性貧血の症状として，ビリルビンが高値の場合は黄疸症状が出現します．

他に何が考えられるか

- 貧血が急激に進行していることより，体のどこかで出血している可能性もあり，血圧低下などバイタル異常を伴っていることが多いため，確認が必須です．また，血液検査結果が出るまでに出血のエピソード（吐血や黒色便など）を聞いておくことも重要です．
- 感染症を伴っていることから，重症感染症に伴って生じる播種性血管内凝固（DIC）を伴って溶血性貧血が進行する場合もあります．

どうするか

- 直ちに原因薬剤を中止し，医師にすみやかにコンサルトします．受診の際は医師に被疑薬を提示するように伝えます．
- 薬剤中止後も貧血が進行する可能性が高く，重症貧血となることもあり，一時的にステロイド治療，免疫抑制薬や輸血が必要となる場合もあります．

医師からひとことアドバイス

- ▶ 薬剤性溶血性貧血は，原因薬剤を特定し中止することが第一の治療となります．被疑薬と考えられる薬剤を中止し，すみやかに医師にコンサルトしてください．
- ▶ 症例は急性の重症溶血性貧血ですが，軽症で慢性的に経過する例もあります．また，薬剤投与開始後，数日で発症するものから数週間，数カ月して生じるものまであるため，薬剤開始後の発症時期によって薬剤性溶血性貧血は除外できません．

〈薬剤性溶血性貧血のエッセンス〉
- ● 網赤血球増加，間接ビリルビン増加，LDH高値，ハプトグロビン低値などを伴う貧血は，溶血性貧血と診断します．
- ● 薬剤に伴う溶血性貧血は，免疫学的機序により生じるため，直接クームス試験が陽性となります．

溶血性貧血の基礎知識

溶血性貧血のメカニズム

	原因	疾患
先天性	赤血球膜異常	HS
	赤血球酵素異常	G6PD欠損症, PK欠損症
	ヘモグロビン異常	鎌状赤血球症, サラセミア
後天性	抗体によるもの	AIHA, 新生児溶血性疾患, 不適合輸血, 感染症
	幹細胞の突然変異	PNH
	物理的破壊	赤血球破砕症候群
	脾機能の亢進	門脈圧亢進症, 腫瘍（白血病, 悪性リンパ腫）

HS：遺伝性球状赤血球症, G6PD欠損症：グルコース-6-リン酸脱水素酵素欠損症
PK欠損症：ピルビン酸キナーゼ欠損症, AIHA：自己免疫性溶血性貧血
PNH：発作性夜間ヘモグロビン尿症

- 溶血性貧血は原因によりたくさんの疾患が存在しますが，遺伝性でまず先天性と後天性に分類され，そのなかから原因別に鑑別を行います．そのため家族歴の聴取も重要です．
- 薬剤性に溶血性貧血を示すものは，先天性の場合はG6PD欠損症で生じ，酸化ストレスの高い医薬品を使用した場合に認められます．後天性の場合は免疫学的機序で生じるAIHAに分類されます．

考えられる鑑別診断と頻度

溶血性貧血は正球性貧血となります．正球性貧血の鑑別疾患は以下のとおりです．

正球性貧血の鑑別診断	頻度
急性出血	中程度
溶血性貧血	低い
骨髄低形成（再生不良性貧血, 赤芽球癆）	低い
二次性貧血（慢性感染症, 炎症性疾患, 悪性腫瘍などに伴う貧血, 肝疾患, 甲状腺機能低下症に伴う貧血, 腎性貧血）*	高い
骨髄浸潤疾患（白血病, 悪性リンパ腫, 癌の骨髄浸潤）	低い
骨髄異形成症候群（MDS）	中程度

＊二次性貧血は小球性貧血にもなり得る
文献1より引用

- 正球性貧血には，緊急性が高い急性出血，溶血性貧血が含まれるので要注意です．

薬剤性免疫性溶血性貧血の病型別の特徴

	ハプテン型	免疫複合体型	自己免疫型	赤血球修飾型	本例
代表薬剤	ペニシリン テトラサイクリン セファロスポリン	テイコプラニン オメプラゾール リファンピシン セファロスポリン	メチルドパ フルダラビン LVFX	セファロスポリン	LVFX
投与量	大量	少量	大量または長期	大量	少量
溶血種類	血管外	血管内	血管外	溶血なし クームス試験のみ陽性となる	血管外
重症度	軽症〜重症	重症	中等度		重症
臨床経過	亜急性（7〜10日）	急性（数日）	慢性（1〜2週間）		急性（2日）

文献2を参考に作成

- 上記に示すように薬剤性溶血性貧血は大きく分けて4病型に分類されます．
- 病型により原因となる薬剤や溶血の種類，発症までの時間も異なります．

原因となり得る薬剤

溶血性貧血を起こしやすい薬剤

分類	薬剤
抗菌薬	セファロスポリン系（セフチゾキシム，セフトリアキソン，セフカペンピボキシル，フロモキセフなど） クラリスロマイシン，ミカファンギン
消化性潰瘍治療薬	PPI（オメプラゾール，ランソプラゾールなど） H_2ブロッカー（ファモチジン）
抗ウイルス薬	リバビリン，ラミブジン，リン酸オセルタミビル
プリンアナログ抗腫瘍薬	フルダラビン，クラドリビン
抗てんかん薬	フェニトインなど
経口糖尿病薬	アカルボース

文献2を参考に作成

◆ 文献
1)「診断に自信がつく検査値の読み方教えます！」（野口善令/編），羊土社，2013
2) 厚生労働省：重篤副作用疾患別対応マニュアル 薬剤性貧血，2007

第2章 ケーススタディで検査値を学ぶ

■血算の異常
1）赤血球 ③小球性貧血
鉄欠乏性貧血

山室亮介

症例

- 30歳代女性．身長 155 cm，体重 70 kg．
- 症状：心窩部痛
- 慢性的に腰痛を自覚しており，1年前からロキソニン®を内服開始しました．
- 使用薬剤：ロキソプロフェンナトリウム（ロキソニン®）1錠　疼痛時頓用

検査値

項目	値	項目	値	項目	値
WBC（/μL）	5,000	リンパ球（%）	15	単球（%）	2
好中球（%）	80	好酸球（%）	3	好塩基球（%）	0
RBC（×10⁴/μL）	252	Hb（g/dL）	8.0	Ht（%）	24
MCV（fL）	76.4	MCH（pg）	34.9	網赤血球（‰）	10
Plt（×10⁴/μL）	20.3	AST（IU/L）	16	ALT（IU/L）	10
BUN（mg/dL）	35	Cre（mg/dL）	0.70	Fe（μg/dL）	30
TIBC（μg/dL）	399	UIBC（μg/dL）	369	フェリチン（ng/mL）	5

検査値から何が読み取れるか

- 平均赤血球容積（MCV）＜80 fLの小球性貧血がみられます．
- 網赤血球の上昇なく，造血障害をきたす何らかの異常があると考えられます．
- 血清鉄低下，TIBCとUIBCの上昇，フェリチン低下から鉄欠乏性貧血が疑われます（→Side Note）．
- 鉄欠乏性貧血に対する血清フェリチン≦15 ng/mLの感度は59%，特異度は99%といわれています[1]．

考えられる病態

- 鉄欠乏性貧血が疑われます．心窩部痛を自覚しており，胃・十二指腸潰瘍の可能性が考えられます．
- アスピリンやNSAIDs（非ステロイド性抗炎症薬，non-steroidal anti-inflammatory drugs）は，粘膜障害により消化管出血の原因となり得ます．
- 鉄欠乏性貧血の原因は，①出血，②鉄の吸収障害が大部分を占め，特に出血は主要な原因です．

チェックすべき症状

- バイタルサインの異常（頻脈，低血圧，頻呼吸），吐血，血便や黒色便の有無をチェックします．これらが存在すれば，出血の持続により全身状態が悪化する可能性がありますので，すみやかに救急室を受診させます．

他に何が考えられるか

- フェリチン，血清鉄，TIBC，UIBCが未提出であれば，小球性貧血をきたす他の疾患（→p.50）も考える必要があります．
- 月経がある女性であれば，それによる鉄欠乏性貧血も考えられます．
- 特に高齢者では，消化管悪性腫瘍からの出血も鑑別に入れなければなりません．

Side Note

血清鉄，TIBC，UIBC，フェリチン
- 血清鉄は，トランスフェリンと結合している鉄量です．
- UIBCは，まだ鉄と結合していないトランスフェリンに結合しうる鉄量です．
- TIBCは，血清中のすべてのトランスフェリンに結合しうる鉄量です．
- 以上から，TIBC＝血清鉄＋UIBCが成り立ちます．
- フェリチンは，体内の貯蔵鉄を反映します．

※血清鉄は，日内変動があるなど変化しやすく，貯蔵鉄のマーカーとしては，特異度が低いといわれています．

- 血尿や外傷，腹腔内出血なども鉄欠乏性貧血の原因となり得ます．

どうするか

- NSAIDsを中止し，医師にコンサルト（受診を勧める）します．受診の際には，医師にロキソプロフェンを服用中であったことを伝えます．
- 治療には鉄剤の補充が有効です．
- 鉄欠乏性貧血をみた場合には，治療だけでなく，その原因を調べる必要があります．本症例のように胃・十二指腸潰瘍が疑われた場合には，上部消化管内視鏡を行い，原因と特定する必要があります．

医師からひとことアドバイス

- 小球性貧血の患者でフェリチン低値を認めた場合には，鉄欠乏性貧血が疑われます．鉄欠乏性貧血と診断した場合には，その背景疾患まで考える必要があります．
- 胃・十二指腸潰瘍や消化管悪性腫瘍など緊急を要する背景疾患が存在する可能性もあり得るため，すみやかに医師にコンサルトしなければなりません．

まとめ

- 〈貧血の定義〉男性：Hb＜12 g/dL，女性：Hb＜11 g/dL．
- 特にMCV＜80 fLの場合は，小球性貧血と呼ばれます．
- 小球性貧血でフェリチン低値を認めた場合は，鉄欠乏性貧血を考えます．
- 鉄欠乏性貧血をみた際には，出血などの背景疾患まで考える必要があります．

鉄欠乏性貧血の基礎知識

■ 鉄欠乏性貧血のメカニズム

鉄欠乏性貧血の主な原因

鉄の喪失
①性器出血：過多月経，子宮筋腫など
②消化管出血：食道静脈瘤，胃・十二指腸潰瘍，悪性腫瘍，憩室出血など
③その他：外傷，肉眼的血尿，献血，スポーツ貧血（マラソンなど），妊娠

鉄の摂取低下
摂食不良，偏食，胃切除後，萎縮性胃炎など

- NSAIDsによる粘膜障害は，薬剤そのものの粘膜への直接的な障害と，シクロオキシゲナーゼを阻害しプロスタグランジン合成を抑制することによる間接的な障害2つの機序が関与しているとされます．
- 他にアスピリン，高用量のアセトアミノフェン，ビスフォスフォネート，ステロイド，クロピドグレルなども胃・十二指腸潰瘍の原因となり得ます．
- 胃・十二指腸潰瘍予防のためには，PPIが有用です．

■ 考えられる鑑別診断と頻度

- 小球性貧血の鑑別診断は，p.50 を参照してください．
- 小球性貧血の原因として多いのは，鉄欠乏性貧血と二次性貧血です．

■ 原因となり得る薬剤

胃・十二指腸潰瘍の原因となり得る薬剤

分類	薬剤
解熱鎮痛消炎薬	多量のアセトアミノフェン（>2〜3g/日），NSAIDs
抗血小板薬	クロピドグレル，アスピリン
骨粗鬆症治療薬	ビスフォスフォネート
副腎皮質ホルモン	プレドニゾロン，ヒドロコルチゾン
その他	SSRI，一部の抗がん剤（フルオロウラシルなど）

■ 経過

- 健康な成人の場合，NSAIDsの投与は1週間以内なら問題となりにくいです．

- NSAIDsによる消化管障害は，服用開始後3カ月以内に起こることが多いです．

NSAIDsによる消化管障害のリスク因子

潰瘍の既往，年齢，高用量のNSAIDs，アスピリン・ステロイド・抗凝固薬との併用などが挙げられます．

◆ 文献

1) Guyatt GH, et al：Laboratory diagnosis of iron-deficiency anemia：an overview. J Gen Intern Med, 7：145-153, 1992

第2章 ケーススタディで検査値を学ぶ

1 血算の異常
1）赤血球 ③小球性貧血

慢性疾患に伴う貧血

山室亮介

症例

- 50歳代女性．6カ月続く両側の手指の痛みで受診，関節リウマチと診断されました．
- 使用薬剤：アセトアミノフェン

検査値

WBC（/μL）	9,000	リンパ球（%）	17	単球（%）	2
好中球（%）	78	好酸球（%）	3	好塩基球（%）	0
RBC（×10⁴/μL）	340	Hb（g/dL）	8.4	Ht（%）	27
MCV（fL）	78.0	MCH（pg）	24.7	網赤血球（‰）	5
Plt（×10⁴/μL）	30.3	AST（IU/L）	10	ALT（IU/L）	12
BUN（mg/dL）	15	Cre（mg/dL）	0.56	Fe（μg/dL）	30
TIBC（μg/dL）	260	フェリチン（ng/mL）	155	CRP（mg/dL）	5.5

検査値から何が読み取れるか

- MCV＜80 fLの小球性貧血がみられます．
- 網赤血球が低下しており，赤芽球の産生低下が考えられます．
- 網赤血球産生低下，フェリチン上昇から，関節リウマチを基礎疾患とした二次性貧血が疑われます．
- 多くの二次性貧血はHb 10〜11 g/dLほどの軽度の貧血ですが，約20％はHb＜8.0 g/dLになることがあります．

考えられる病態

- 関節リウマチのコントロール不良による二次性貧血が最も考えられます．

- 二次性貧血では，炎症性サイトカインにより腎臓でのエリスロポエチンの産生が低下し，網赤血球は低下します．また，肝臓でのヘプシジンの産生亢進により，鉄の吸収と利用障害が引き起こされ，血清鉄は低下，TIBCも低下します．体内の鉄が不足している状態でないため，鉄欠乏の合併がなければフェリチンは高値となります．
- 二次性貧血は，小球性〜正球性貧血をきたします．

チェックすべき症状

- ふらつきや動悸，眼前暗黒感など，貧血による症状がないかチェックします．
- これらが存在すれば，すみやかな治療介入が必要になることがありますので，救急室を受診させます．
- 小球性貧血の鑑別のため，下血や不正性器出血など鉄欠乏性貧血となり得る病歴がないか確認しましょう．

他に何が考えられるか

- 小球性貧血をきたす鉄欠乏性貧血やサラセミア，鉄芽球性貧血などが鑑別に挙げられます．
- 特に鉄欠乏性貧血は，二次性貧血にしばしば合併するので注意が必要です．

どうするか

- 二次性貧血の原因となっている基礎疾患の治療を行います．
- 本症例の場合，アセトアミノフェンでは関節リウマチの治療として不十分であると考えられるので，DMARDsや生物学的製剤により重症度に応じた治療に切り替える必要があります．

医師からひとことアドバイス

- 二次性貧血は，さまざまな原因で起こり，基礎疾患を知ることが重要です．

小球性〜正球性貧血で，慢性炎症があり，TIBC低値，フェリチン高値を認めた場合は，二次性貧血を考えます．二次性貧血を認めた場合は，その基礎疾患を把握し，そちらのコントロールを行うことが重要です．

小球性貧血・二次性貧血の基礎知識

小球性貧血の鑑別診断と頻度

小球性貧血をきたす疾患

原因疾患	頻度
鉄欠乏性貧血	高い
二次性貧血	高い
サラセミア	低い
鉄芽球性貧血	稀
銅欠乏，亜鉛中毒	稀

- 二次性貧血は正球性貧血にもなり得ます．
- 鉄欠乏性貧血と二次性貧血が大部分を占めます（鉄欠乏性貧血＞二次性貧血）．

検査項目による小球性貧血の鑑別

	鉄欠乏性貧血	二次性貧血	サラセミア
MCV	小球性	小〜正球性	小〜正球性
血清鉄	減少	減少	正常〜増加
TIBC	上昇	低下	正常
フェリチン	低下	正常〜上昇	正常〜上昇

二次性貧血のメカニズム

ヘプシジン産生による鉄利用障害や，相対的な血清エリスロポエチン欠乏，赤血球寿命の短縮などの免疫学的機序が関与しているとされています[1]．

二次性貧血の原因となる疾患

悪性腫瘍，感染症，膠原病，腎不全，COPD，肝不全，高齢者，低栄養，内分泌疾患など，多くの原因でなり得ます．

◆ 文献

1) Means RT Jr & Krantz SB : Progress in understanding the pathogenesis of the anemia of chronic disease. Blood, 80 : 1639-1647, 1992

第2章 ケーススタディで検査値を学ぶ

1 血算の異常
1) 赤血球 ④多血症
真性多血症

神原淳一

症例

- 70歳代女性．ある日，目が覚めると右足第5趾に痛みがあり，色調が紫色に変化していました．
- 痛みが強いため，病院を受診しました．
- 使用薬剤：なし

検査値

| WBC (/μL) | 7,000 | RBC(×10⁴/μL) | 597 | Hb (g/dL) | 19.7 |
| Ht (%) | 57.0 | MCV (fL) | 95.5 | Plt(×10⁴/μL) | 17.6 |

検査値から何が読み取れるか

RBC，Hb，Htの上昇を認めます．

考えられる病態

- 足の趾の変化は血栓症の可能性があります．
- 血液検査上は真性多血症が疑われます．
- 多血により血液の粘稠度が上昇し，血栓を形成した可能性があります．
- Hbが，男性では17 g/dL以上，女性では15 g/dL以上，Htが男性で50％以上，女性で45％以上の場合には多血症を疑います．

チェックすべき症状

- 脱力感，易疲労感，頭痛やめまい，視力障害などの症状が出ることがあります．

- ▶ 皮膚の紅潮や掻痒感などの症状が出ることがあります．
- ▶ 四肢や腹部の血栓症が起こる可能性があります．
- ▶ 脾腫がないかチェックする必要があります．脾腫があれば，真性多血症の可能性が高くなります．
- ▶ チアノーゼの有無や動脈血酸素飽和度のチェックも重要です．チアノーゼや動脈血酸素飽和度の低下がある場合には，二次性多血症の可能性が高くなります．真性多血症ではチアノーゼや動脈血酸素飽和度の低下は認めません．

他に何が考えられるか (図)

- ▶ エリスロポエチンが増加することにより血球，循環赤血球量が増加する二次性多血症の可能性があります．
- ▶ 二次性多血症の原因としては，低酸素血症やエリスロポエチン産生腫瘍などがあります．
- ▶ 血球成分は正常だが，血漿成分が減少するために起こる相対的多血症の可能性があります．

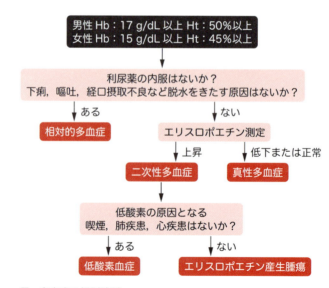

図　多血症の鑑別診断

- ▶ 相対的多血症の原因としては，脱水（下痢や発汗，利尿薬の投与など），ストレス，喫煙などがあります．

どうするか

- ▶ 真性多血症では，過剰な赤血球を抜き取る目的で瀉血を行います．Htが正常化するように瀉血する量や回数を調節します．
- ▶ 血球成分の腫瘍性増殖が原因となるため，化学療法を行うことがあります．
- ▶ 血栓形成を防止する目的で抗血小板薬の投与を行うことがあります．

医師からひとことアドバイス

- ▶ 真性多血症は頻度が高い疾患ではありません．
- ▶ 血液検査で多血症を疑った場合には，相対的多血症や二次性多血症の鑑別が重要です．
- ▶ 利尿薬が原因で起こる脱水により相対的多血症をきたす場合があるため，多血症を疑った場合には内服薬のチェックが必要です．
- ▶ 心疾患，肺疾患が背景にないかを確認する必要があります．
- ▶ 多血症が原因で起こる血栓症は，心臓，脳，四肢，腹部など，どの部分にでも起こる可能性があります．

まとめ

- 足趾の血栓症をきっかけに発見された真性多血症の一例です．真性多血症は症状に乏しいため，今回のように血栓症やたまたま採取した血液検査の結果から判明することが多々あります．
- RBC，Hbの上昇をみたときには，二次性多血症や相対的多血症との鑑別が重要になります．

多血症の基礎知識

多血症のメカニズム

- 真性多血症は,骨髄における血球成分の腫瘍性増殖によります.JAK2遺伝子変異が原因と考えられています.
- 二次性多血症の原因として,低酸素血症とエリスロポエチン産生腫瘍が挙げられます.
- 低酸素血症がある場合,末梢組織での酸素不足を克服するために酸素の運搬役であるRBCやHbを増加させる反応が起こります.
- また,エリスロポエチン産生腫瘍がある場合には,造血因子の1つであるエリスロポエチンが増加するため,RBCやHbが上昇します.
- 相対的多血症では,利尿薬の使用や下剤・嘔吐などによって体液を喪失し循環血漿量が減少するため,血液が濃縮され,見かけ上RBCやHb値が上昇します.

考えられる鑑別診断と頻度

多血症の鑑別診断	頻度
真性多血症	稀
二次性多血症	低い
相対的多血症	高い

文献1を改変して転載

原因となり得る薬剤

- 真性多血症の原因となり得る薬剤はありません.
- 相対的多血症の原因となり得る薬剤は利尿薬です.

経過

長期間の利尿薬内服により相対的多血症をきたす可能性があります.

◆ 文献
1)「診断に自信がつく検査値の読み方教えます!」(野口善令/編),羊土社,2013
2)「血液専門医テキスト」(日本血液学会/編),南江堂,2012
3)「ハリソン内科学 第4版」(福井次矢,黒川清/監),メディカル・サイエンス・インターナショナル,2013

1 血算の異常
2）白血球 ①白血球増加
薬剤性好酸球増加

岡田祐美子

症例

- 64歳男性，167 cm，66 kg．体熱感が出現するようになり受診しました．
- 血液検査において好酸球の増加を認めました．
- ここ数カ月でサプリメントも含め薬剤内服量が増えました．
- 腹痛や嘔気などの自覚症状は認めず，身体所見でも明らかな異常所見を認めません．
- これまで健康診断で異常を指摘されたことはありません．
- 使用薬剤：ピタバスタチン（リバロ），モサプリド（ガスモチン®），テプレノン（セルベックス®），半夏厚朴湯，ポリカルボフィルカルシウム（コロネル®），フェソテロジン（トビエース®），ベタヒスチン，サプリメント複数．

検査値

項目	値	項目	値	項目	値
WBC (/μL)	7,900	リンパ球 (%)	18.6	単球 (%)	4.3
好中球 (%)	64.0	好酸球 (%)	12.6	好塩基球 (%)	0.5
Hb (g/dL)	13.2	MCV (fL)	88.0	Plt (×10⁴/μL)	21.8
AST (IU/L)	31	ALT (IU/L)	31	γGTP (IU/L)	37
BUN (mg/dL)	11.9	Cre (mg/dL)	0.92	CRP (mg/dL)	0.2未満
CK (IU/L)	189	PT-INR	—	HbA1c (%)	

検査値から何が読み取れるか

- 白血球数の変化はありませんが，白血球分画では好酸球が増加しています．
  好酸球絶対数＝7,900（白血球数）×0.126（好酸球分画%）＝995.4（/μL）
- 赤血球や血小板数の変化はありません．
- 肝障害や腎障害，炎症反応の上昇も認めません．

考えられる病態

- 好酸球増加症が考えられます．
- 好酸球増加症とは，末梢血好酸球が450/μLを超えるものをいいます．
- サイトカイン刺激を受けることにより骨髄内で好酸球が増殖し，ケモカインの誘導により血管内から各組織に浸潤していきます．特に2,000/μL以上であると臓器障害を呈しやすくなります．
- 身体所見や血液検査において他臓器の障害を認めず，複数の薬剤および大量のサプリメントを内服しているため，薬剤性の可能性が考えられます．

チェックすべき症状

- 発熱や皮疹，口腔内びらん，肝機能障害の出現があった場合，DIHS（→Side Note）を考える必要があります．
- アレルギーやアトピー性疾患，最近の環境変化，海外渡航歴，健康食品の摂取歴について確認する必要があります．これらによりIL-5やGM-CSFが増加し，好酸球分化が促進されます．
- 赤血球や血小板の異常がないか確認する必要があります．これらにも異

Side Note

薬剤性過敏症症候群
(drug-induced hypersensitivity syndrome：DIHS)

- DIHSは高熱と臓器障害を伴う薬疹で，多くの場合，発症後2～3週間後にヒトヘルペスウイルス6の再活性化を生じます．
- 原因薬剤内服から2～6週間後に発症し，発熱，リンパ節腫脹，皮疹（多形紅斑，斑状丘疹，紅皮症），肝機能障害，腎機能障害，白血球増加，好酸球増加をきたします．
- 内服中止後も症状が進行し，軽快するまでに1カ月以上の経過を要することも多いです．
- 原因薬剤：カルバマゼピン，フェニトイン，フェノバルビタール，ゾニサミド，サラゾスルファピリジン，メキシレチン，アロプリノール，ミノサイクリン
- 治療は，原因薬剤の中止と中等量のステロイド内服を行います．重症例ではステロイド大量投与やステロイドパルス療法，γ-グロブリン大量療法を行います．

常がみられる場合，白血病といった血液疾患の可能性を考えなくてはいけません．
- ▶ 好酸球数＞2,000/μLの場合は，好酸球増加による臓器障害（心不全，肺線維症，神経障害など）が出現することがあるため，呼吸苦やしびれといった症状の有無を評価する必要があります．

他に何が考えられるか

- ▶ 下腿浮腫を伴った場合は，好酸球性血管性浮腫の可能性を考えます．
- ▶ 赤血球や血小板の異常も認めた場合は，他の骨髄増殖性疾患の可能性を考える必要があります．例えば赤血球増加があれば真性赤血球増加症（→ p.51）が考えられます．
- ▶ 全身状態不良であったりステロイド内服自己中断などあれば，副腎不全の可能性も考える必要があります．

どうするか

- ▶ 中止できる薬剤はすべて中止します．
- ▶ 薬剤中止後も発熱や皮疹の出現がないか，経過をみる必要があります．

医師からひとことアドバイス

- ▶ 好酸球増加の原因として，薬剤やアレルギーが最も多いです．病院で処方されている薬剤以外にも，サプリメントや健康食品についても確認する必要があります．
- ▶ また皮疹や発熱，臓器障害を認めた場合は，すみやかに医師にコンサルトする必要があります．

まとめ

- ●原因不明の好酸球増加を認めた場合は，アレルギー性（薬剤性や健康食品を含む）を疑います．
- ●皮疹や発熱，臓器障害を認めた場合は，DIHSを疑います．

好酸球増加の基礎知識

好酸球増加のメカニズム（図）

好酸球産生を刺激するサイトカインはIL-3，GM-CSF，IL-5の3者です．IL-3およびGM-CSFは，CD34陽性細胞（多能性幹細胞）に作用し，いくつかの血球系列の産生を促進し，その1つである好酸球産生が増加します．IL-5はCD33陽性細胞（単能性幹細胞）に作用し，好酸球のみ産生促進します．

① IL-3増加による産生亢進
ALL（急性リンパ性白血病），アトピー性皮膚炎

② GM-CSF増加による産生亢進
気管支喘息，甲状腺癌，肺癌

③ IL-5増加による産生亢進
気管支喘息，血管浮腫，寄生虫，アレルギー，血管炎，好酸球性胃腸症，リンパ腫など

④ 骨髄内産生の病的亢進（クローン増殖性）
慢性骨髄性白血病，骨髄異形成症候群，M4急性骨髄性白血病

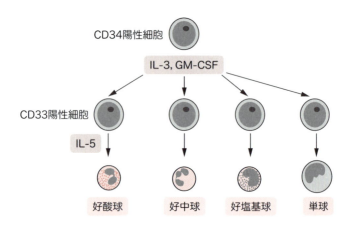

図　好酸球産生のメカニズム

考えられる鑑別診断と頻度

好酸球増加の鑑別診断

カテゴリー	原因疾患	頻度
感染症	寄生虫	稀
薬剤	抗痙攣薬，抗菌薬，NSAIDsなど	高い
自己免疫疾患	好酸球性多発血管炎性肉芽腫症，関節リウマチ，サルコイドーシス，結節性多発動脈炎，多発血管炎性肉芽腫症	低い
血液疾患	急性白血病，骨髄異形成症候群，肥満細胞性疾患	高い
消化器疾患	好酸球性胃腸症，潰瘍性大腸炎，Crohn病，膵炎	低い
アレルギー	気管支喘息，アレルギー性鼻炎，アトピー性皮膚炎，花粉症，蕁麻疹，湿疹，好酸球性血管浮腫	高い
内分泌疾患	副腎不全，甲状腺機能亢進症	低い
その他	家族性，特発性，脾摘，血液透析，悪性腫瘍	高い

- 最も頻度が高いものは，アトピー性皮膚炎，気管支喘息をはじめとしたアレルギー性疾患です．
- 薬剤以外にも，健康食品やサプリメントも原因となり得るため，聴取が必要です．

原因となり得る薬剤

- ほとんどの薬剤で起こり得ます．

好酸球増加に関連して生じる徴候と関連薬剤

所見	関連する薬剤
無症候	抗菌薬など
肺水腫	NSAIDs
胃小腸大腸炎	NSAIDs
喘息，鼻ポリープ	アスピリン
間質性腎炎	NSAIDs，合成ペニシリン，セファロスポリン
肝炎	テトラサイクリン
DIHS	抗痙攣薬，ジアフェニルスルホン，サラゾスルファピリジン，アロプリノール，ミノサイクリン，メキシレチン

経過

- 被疑薬内服から好酸球増加が起こるまで，数日〜数年と幅広いです．
- DIHSでは，原因薬剤内服から2〜6週間での発症が多いです．

リスク因子

アレルギー歴，アトピー性疾患，家族歴．

◆ 文献

1)「誰も教えてくれなかった血算の読み方・考え方」（岡田定/著），医学書院，2011
2)「レジデントのための血液診療の鉄則」（岡田定/編著），医学書院，2014
3)「診断に自信がつく検査値の読み方教えます！」（野口善令/編），羊土社，2013
4) Gotlib J : World Health Organization-defined eosinophilic disorders : 2012 update on diagnosis, risk stratification, and management. Am J Hemataol, 87：903-914, 2012
5) Mejia R & Nutman TB : Evaluation and differential diagnosis of marked, persistent eosinophilia. Semin Hematol, 49：149-159, 2012
6) 髙橋隆幸：好酸球増多症．検査と技術，20：827-831，1992
7) Ackerman SJ & Bochner BS : Mechanisms of eosinophilia in the pathogenesis of hypereosinophilic disorders. Immunol Allergy Clin North Am, 27：357-375, 2007

第2章 ケーススタディで検査値を学ぶ

1 血算の異常
2）白血球 ①白血球増加

慢性骨髄性白血病

岡田祐美子

症例

- 76歳女性，148 cm，48 kg．体の痛みやしびれを感じ血液検査を行ったところ，白血球数36,200/μLと増加を認めました．3カ月前の血液検査では白血球数12,000/μLでした．
- 発熱や咳嗽など自覚症状を認めません．身体所見においても明らかな異常を認めません．
- 使用薬剤：チオトロピウム（スピリーバ®），ロスバスタチン（クレストール®），イルベサルタン（アバプロ®），フェブキソスタット（フェブリク®），イコサペント酸エチル（エパデール）．

検査値

WBC（/μL）	36,200	リンパ球（%）	6.9	単球（%）	1.2
好中球（%）	89.5	好酸球（%）	1.1	好塩基球（%）	1.3
Hb（g/dL）	12.0	MCV（fL）	90.0	Plt（×10⁴/μL）	30.4

血液像（目視）					
リンパ球（%）	6	単球（%）	3	桿状核球（%）	4
分葉核球（%）	74	好酸球（%）	3	好塩基球（%）	0
骨髄芽球（%）	2	後骨髄球（%）	8		

AST（IU/L）	75	ALT（IU/L）	81	γGTP（IU/L）	30
BUN（mg/dL）	25.4	Cre（mg/dL）	1.13	CRP（mg/dL）	7.03
CK（IU/L）	55	PT-INR	1.11	HbA1c（%）	−

検査値から何が読み取れるか

- 白血球数が増加しています．白血球数の異常増加を認めた場合は，血液像目視にて幼若血球の出現がないか確認する必要があります．

- 本症例では白血球分画では好中球が優位に増加しており〔好中球絶対数＝36,200（白血球数）×0.895（好中球分画％）＝32,399（/μL）〕，血液像において骨髄芽球，後骨髄球のといった幼若好中球の出現を認めます（図1）．
- 白血球増加の原因となり得るステロイド内服歴やG–CSF，エピネフリン注射歴がないので，薬剤性の白血球増加ではないと考えられます．

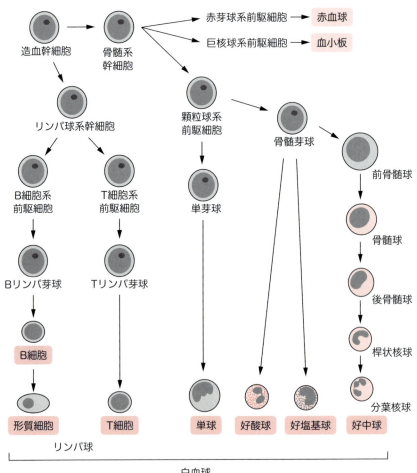

図1　白血球の分化過程
文献1より引用

- ▶ 赤血球や血小板の異常は起きていないことがわかります．

考えられる病態

- ▶ WBC 10,000/μL以上，好中球 8,000/μL以上であり，白血球（好中球）増加症が考えられます．
- ▶ 3カ月前から白血球数の増加を認めており慢性経過であること，骨髄芽球や後骨髄球といった幼若好中球の出現が認められることから，慢性骨髄性白血病が疑われます．
- ▶ 慢性骨髄性白血病は，好中球の *bcr-abl* 遺伝子変異によって生じます．
- ▶ 病初期には血液検査の異常を認めても無症状であることが多く，しばしば見逃されていることもあるため注意が必要です．

チェックすべき症状

- ▶ 発熱や悪寒・戦慄の有無や全身状態を確認する必要があります．
- ▶ これらを認めた場合，重症感染症が起きていると考えられるので，救急外来を受診させる必要があります．

他に何が考えられるか

- ▶ 白血球増加症のほとんどは感染症に伴うものであるため，感染症の可能性を考えなくてはなりません．発熱や咽頭痛，咳嗽，腰痛などがあれば肺炎や腎盂腎炎といった細菌感染症が生じている可能性が考えられます．
- ▶ 赤血球や血小板の異常も認めた場合は，他の骨髄増殖性疾患の可能性を考える必要があります．例えば赤血球増加があれば真性赤血球増加症（→p.51）が考えられます．
- ▶ また喫煙やストレスにても好中球は増加するため，生活歴の確認が必要となります．

どうするか

- ▶ まず医師に報告してください．

▶ 骨髄穿刺を行い，Ph染色体，*bcr-abl*融合遺伝子を確認します．

医師からひとことアドバイス

慢性骨髄性白血病はゆっくり進行しますが，急性転化（芽球という幼若細胞が増殖すること）が生じると急性白血病のような状態になります．その場合，抗癌剤治療に抵抗性を示すことが多くなります．

- 白血球増加を認めたら，どの白血球分画が増加しているか確認し，血液像の異常がないかを確認します．
- 慢性骨髄性白血病の病初期は，血液検査の異常のみで無症状であることが多く，注意が必要です．

白血球増加の基礎知識

- 白血球増加：白血球数　10,000/μL以上
- 好中球増加：好中球数　8,000/μL以上

白血球増加のメカニズム

白血球は骨髄で産生された後，骨髄プールに貯留→辺縁プールに貯留（血管壁，脾臓，肝臓など）→循環プール（末梢血中を血流にのって移動）という順で末梢血へ出現します（図2）．循環プール内での好中球が血液検査でカウントされます．

①骨髄内産生の病的亢進（クローン増殖性）

慢性骨髄性白血病，真性赤血球増加症など

②骨髄プール，辺縁プールから循環プール（末梢血）への移動＋骨髄での産生の反応的亢進

感染症，炎症，溶血性貧血など

③辺縁プールから循環プール（末梢血）への移動

エピネフリン，ステロイド，ストレス，運動など

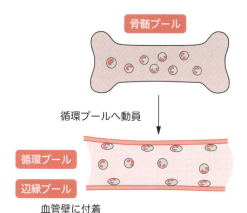

図2　白血球の動態

考えられる鑑別診断と頻度

白血球増加の鑑別診断

カテゴリー	原因疾患	頻度
感染症	細菌性感染，真菌感染，ウイルス感染	高い
薬剤	G-CSF，ステロイド，エピネフリン	高い
悪性腫瘍	癌の骨髄転移・浸潤	稀
自己免疫疾患	血管炎，関節リウマチ	中程度
血液疾患	急性白血病，慢性骨髄増殖性疾患，溶血性貧血など	低い
組織壊死	心筋梗塞，肺塞栓，熱傷，壊疽，手術	高い
代謝性疾患	尿毒症，アシドーシス，痛風発作	中程度
生理的	喫煙，運動，興奮，ストレス，月経，妊娠など	高い
その他	脾臓摘出後，類白血病反応	稀

- 感染症と生理的要因が最多です．

原因となり得る薬剤

G-CSF，ステロイド，エピネフリン．

経過

- ステロイド，エピネフリン投与により4～5時間以内に好中球数は増加しますが，投与24時間後には正常値に戻ります．
- G-CSFは骨髄から血液中に出現する時間を4～5日から1日へ短縮することにより増加します．中止後4～7日間で投与前まで戻ります．

◆ 文献

1）「診断に自信がつく検査値の読み方教えます！」（野口善令/編），羊土社，2013
2）「誰も教えてくれなかった血算の読み方・考え方」（岡田定/著），医学書院，2011
3）「レジデントのための血液診療の鉄則」（岡田定/編著），医学書院，2014
4）北原光夫：好中球の生成と分布．臨床検査，38：408-412，1994
5）Boxer LA：Diminished polymorphonuclear leukocyte adherence. Function dependent on release of cyclic AMP by endothelial cells after stimulation of beta-receptors by epinephrine. J Clin Invest, 66：268-274, 1980

1 血算の異常
2) 白血球 ②白血球減少
薬剤性好中球減少症

野口善令

症例

- 40歳代女性．甲状腺機能亢進症（バセドウ病）と診断され，1カ月前からチアマゾールを服用開始しました．
- 使用薬剤：チアマゾール（メルカゾール®）5 mg錠　1回3錠　1日2回

検査値〜服用開始1カ月後

WBC (/μL)	1,200	リンパ球 (%)	81	単球 (%)	13
好中球 (%)	4	好酸球 (%)	0	好塩基球 (%)	2
Hb (g/dL)	12.4	MCV (fL)	91	Plt (×10⁴/μL)	18.5
AST (IU/L)	20	ALT (IU/L)	25	γGTP (IU/L)	—
BUN (mg/dL)	10.8	Cre (mg/dL)	0.69	CRP (mg/dL)	1.26
CK (IU/L)	34	PT-INR	—	HbA1c (%)	—

検査値から何が読み取れるか

- 白血球減少がみられます．好中球絶対数を計算すると白血球分画のなかでも好中球が非常に減少しているのがわかります．
- 好中球絶対数＝1,200（白血球数）×0.04（好中球分画%）＝48
- 白血球全数でみると減少しておらず，好中球のみ減少していることがあるので，好中球絶対数をチェックする必要があります．

考えられる病態

- 白血球（好中球）減少症が疑われます．
- 白血球減少の定義は，
  ・白血球減少：白血球数　3,000/μL以下

- ・好中球減少：好中球数 1,500/μL以下
- ・好中球が500/μL未満，特に0に近く減少している状態は無顆粒球症と呼ばれます．
▶ 白血球減少時に生じた発熱を，総称して「発熱性好中球減少症」と呼びます．
▶ チアマゾールは，好中球減少症の原因となり得る薬剤であり，服用中の白血球減少は薬剤性好中球減少症を第一に疑います．
▶ チアマゾールが好中球減少を起こすメカニズムは，免疫学的機序によります．発生頻度は1,000人に数人程度という報告があります．
▶ 薬剤使用開始からの経過日数は，開始後2～3カ月間以内の発症が多いとされています．
▶ 高齢，女性，腎機能低下，自己免疫疾患の合併などの場合に発症頻度が高くなります．

チェックすべき症状

▶ 発熱（特に高熱），悪寒（戦慄），咽頭痛の有無，全身状態（ぐったりして具合が悪そうな見かけ）をチェックします．
▶ これらが存在すれば，重症感染症を示唆する緊急事態ですので，すみやかに救急室を受診させます．

他に何が考えられるか

▶ 基礎疾患，併存症に，好中球減少をきたす疾患（→**p.70**）が存在すれば，そのためかもしれません．
▶ 急性の白血球減少症は数時間から数日で発現し，慢性の白血球減少症は数カ月から年の単位で持続します．
▶ 急性なのか，慢性経過なのか判断するには，1回のみの検査値だけでなく，薬剤開始前後のWBC値の変化をみる必要があります．開始前が正常範囲内で，開始後に減少している場合は，急性の白血球減少症の可能性が高いと考えられます．判断に迷った場合は，急性の緊急症として対処するのが安全です．

どうするか

- 直ちにチアマゾールを中止して，医師にすみやかにコンサルトします（受診を勧める）．受診の際には，医師にチアマゾールを服用中であることを伝えます．
- 用量依存性の副作用ではないため，減量で経過をみるのは危険です．また同効薬のプロピルチオウラシル（PTU）も交叉反応を起こす可能性があるため，薬剤の変更による対処も勧められません．
- 白血球数が正常域であっても，基準範囲の下限に近く減少傾向にある場合には医師にコンサルトします．特に，好中球数 1,500/μL 以下，または発熱を伴う場合は緊急症の可能性があるので，投与を中止してすみやかに受診させます．

好中球減少症は，感染が急激に進行，重症化して死亡するリスクがある内科的緊急症です．薬剤性好中球減少症が疑われる場合は，被疑薬剤を中止してすみやかに医師にコンサルトしなければなりません．

好中球減少の基礎知識

好中球減少のメカニズム

①骨髄での産生低下
重症感染症,薬剤性,血液疾患,ビタミンB_{12}・葉酸欠乏

②末梢での破壊,利用亢進
SLE

③脾臓での捕捉亢進
Felty症候群,肝硬変,Banti症候群

※薬剤性の好中球減少は,骨髄での産生低下により起こります.
アレルギーによる免疫学的反応(抗甲状腺薬が代表),血液前駆細胞に対する直接毒性(抗腫瘍薬が代表)の2種類の機序があります.

考えられる鑑別診断と頻度

好中球減少の鑑別診断

カテゴリー	原因疾患	頻度
感染症	ウイルス感染症,重症感染症(敗血症など),結核	高い
薬剤	薬剤性無顆粒球症,抗腫瘍薬による骨髄抑制	高い
自己免疫疾患	SLE,Felty症候群	低い
血液疾患	鉄欠乏性貧血,再生不良性貧血,骨髄異形成症候群,急性白血病,巨赤芽球性貧血	低い
脾機能亢進	肝硬変,Banti症候群	高い
栄養障害	ビタミンB_{12}・葉酸欠乏,栄養不良	低い

- 好中球減少の原因として多いのは,ウイルス感染症と薬剤性です.

原因となり得る薬剤

好中球減少を起こしやすい薬剤

分類	薬剤
抗甲状腺薬	チアマゾール,プロピルチオウラシル
H_2ブロッカー	シメチジン,ファモチジン
抗血小板薬	チクロピジン
プロトンポンプ阻害薬	ランソプラゾール,オメプラゾール
抗けいれん薬	カルバマゼピン,フェニトイン
抗菌薬	サルファ剤,メロペネム,テイコプラニン,レボフロキサシン
抗腫瘍薬	イリノテカン,カルボプラチン,ドセタキセル,シスプラチン,フルオロウラシル,イマチニブ,アムルビシン,エトポシド,メトトレキサート
その他	アロプリノール,サラゾスルファピリジン,インターフェロン,エダラボン,リトドリン,アプリンジン

文献1を参考に作成

- 抗腫瘍薬を除き発生頻度は低い副作用ですが,発症すれば致命的になるので見落とさないようにしましょう.

経過

- 薬剤使用開始からの経過日数は重要な情報です.
- 抗腫瘍薬では,投与後10〜14日で好中球は最小となります.
- 抗腫瘍薬以外の原因薬剤の場合,薬剤開始後の最初の6カ月(特に3カ月以内)の発生頻度が高いです.
- 被疑薬中止後1〜3週で回復することが多いですが,個人差が大きいです.

リスク因子

高齢,女性,腎機能低下,自己免疫疾患の合併などの場合に発症頻度が高くなります.

◆ 文献
1)重篤副作用疾患別対応マニュアル 無顆粒球症 平成19年6月 厚生労働省

1 血算の異常
2）白血球 ②白血球減少
汎血球減少

野口善令

症例

- 60歳代男性．脳梗塞，心筋梗塞の既往があり，糖尿病，高血圧，脂質異常症の加療中です．
- 使用薬剤：カルベジロール，イミダプリル，アムロジピン，クロピドグレル，ピタバスタチン
- 飲酒歴：ウイスキー ボトル1/2本/日 ＋ビール 大瓶1〜2本/日を30年間．5年前に禁酒．
- 喫煙：5年前まで20本/日．

検査値

WBC（/μL）	3,100	リンパ球（%）	23.7	単球（%）	8.4
好中球（%）	60.0	好酸球（%）	6.0	好塩基球（%）	1.9
Hb（g/dL）	10.8	MCV（fL）	87.5	Plt（×10⁴/μL）	9.6
AST（IU/L）	28	ALT（IU/L）	22	γGTP（IU/L）	63
BUN（mg/dL）	14.5	Cre（mg/dL）	1.01	CRP（mg/dL）	0.2
CK（IU/L）	78	PT-INR	1.23	HbA1c（%）	7.7

検査値から何が読み取れるか

- 白血球減少，正球性貧血，血小板減少がみられます．
- 軽度のPT-INRの上昇も認めます．
- 前回までの検査結果をみると，これらの異常は，年余にわたって持続しています．

考えられる病態

- 肝硬変（脾機能亢進症）が疑われます（→Side Note）.
- 汎血球減少症がみられます．汎血球減少症とは，赤血球，白血球，血小板のすべてが減少した状態です．
- 厳密な定義はありませんが，以下が目安になります．
  ヘモグロビン：男性 12.0 g/dL 未満，女性 11.0 g/dL 未満
  白血球：4,000/μL 未満
  血小板：10万/μL 未満
- 肝硬変では，門脈の血行が悪くなり，門脈圧が上昇して門脈圧亢進症となります．
- 脾臓の血流は脾静脈から門脈に還流しているので門脈圧亢進症の結果，血液がうっ滞して脾腫になります．
- 脾腫では脾臓に滞留する血液が増えて血球破壊が増進して汎血球減少

Side Note

肝硬変
- 肝臓全体に線維化と再生結節がみられる状態です．
- 診断のゴールドスタンダードは腹腔鏡による観察＋肝生検ですが，以下の臨床所見の組合せから診断することが多いです．
①身体所見
　浮腫，腹水，脳症，くも状血管腫
②検査所見
　肝機能障害（AST，ALT 高値），肝タンパク合成能の低下（アルブミン低下，ChE 低下，凝固因子の産生低下による PT 延長），黄疸（総ビリルビン高値，直接ビリルビン高値）
③画像形態異常
　肝臓の腫大，変形（肝辺縁の不整），萎縮，結節など．
　門脈圧亢進の所見（脾腫，腹水，胆嚢壁肥厚，食道静脈瘤など門脈側副路の発達）

- 原因には，ウイルス性肝炎（HCV，HBV），アルコール，薬剤，免疫異常，代謝障害などがあります．原因が何であれ，肝硬変に至った肝臓からは高率に肝細胞癌が発生します．

（白血球，赤血球，血小板の減少）が起こり，脾機能亢進症の状態となります．
- 汎血球減少症の原因疾患は多岐にわたりますが，特に軽症で慢性的に経過するものでは，脾機能亢進症，骨髄異形成症候群が高頻度です．
- 大量飲酒の病歴，汎血球減少，軽度のPT延長がある点からは，まずアルコール性肝硬変（脾機能亢進症）を疑います．

チェックすべき症状

- 好中球絶対数＝3,100（白血球数）×0.60（好中球分画％）＝1,860で，危険なほどの好中球減少はありません．
- 自覚症状はありませんが，身体所見で浮腫，腹水，皮膚のくも状血管腫，脾腫などが存在すれば，肝硬変の可能性が高くなります．

他に何が考えられるか

- 多くの薬剤では，少数ですが汎血球減少の副作用の報告はあるため，薬剤性汎血球減少を完全に除外できませんが，本症例では頻度の高い原因となる使用薬剤はなさそうです．
- 汎血球減少の原因薬剤としてよく遭遇するのは，H_2ブロッカー，プロトンポンプ阻害薬，抗腫瘍薬などで，好中球減少を起こしやすい薬剤と重なりがあります．
- この症例は慢性経過なので，脾機能亢進症，骨髄異形成症候群がコモンな原因として考えられます．
- アルコール多飲やそれに伴うビタミンB_{12}，葉酸の欠乏は，造血細胞のDNA合成障害を引き起こし，汎血球減少（白血球，赤血球，血小板の減少）をきたしますが，5年前から禁酒しているようなので可能性は低そうです．
- 脾機能亢進症がなければ，他の原因疾患を考える必要があります．この際，骨髄疾患（病変）の診断には基本的に骨髄検査が必要になります．

どうするか

- ▶ 現時点では，直ちに薬剤の変更，中止は必要ないと思われます．
- ▶ もし，汎血球減少の原因診断がなされていなければ，医師に相談するよう勧めます．
- ▶ この症例では，PT延長以外にも，肝臓のみで合成される血清アルブミン（2.71 g/dL），コリンエステラーゼ（ChE）（137 IU/L）の低値が認められ，タンパク合成能の低下が疑われました．
- ▶ 腹部造影CTでは，肝辺縁不整，脾腫，胃静脈瘤がみられ，肝硬変に続発した脾機能亢進症が汎血球減少の原因と考えられました．

- ●慢性の汎血球減少は，脾機能亢進症（肝硬変），骨髄異形成症候群が2大原因です．
- ●診断がついていない慢性汎血球減少症をみた場合には，この2疾患から鑑別していくのが効率的です．
- ●急性汎血球減少の頻度が高い原因としては，感染症，薬剤があります．

汎血球減少の基礎知識

● 汎血球減少のメカニズム

好中球減少のメカニズム（→p.70）と同様に，以下のカテゴリーに分類されます．
①骨髄での産生低下
②末梢での破壊，利用亢進
③脾臓での捕捉亢進

● 考えられる鑑別診断と頻度

汎血球減少の鑑別診断

カテゴリー	原因疾患	頻度
感染症	ウイルス感染症，重症感染症（敗血症など），結核	急性では高い
薬剤	抗腫瘍薬による骨髄抑制	急性では高い
自己免疫疾患	SLE，Felty症候群	低い
血液疾患	再生不良性貧血，骨髄異形成症候群，急性白血病，巨赤芽球性貧血，発作性夜間ヘモグロビン尿症，骨髄線維症，多発性骨髄腫	低い 骨髄異形成症候群は慢性の原因としては高い
脾機能亢進	肝硬変	高い（特に慢性）
栄養障害	ビタミンB_{12}・葉酸欠乏，アルコール中毒，銅欠乏	低い
その他	血球貪食症候群	稀

汎血球減少の経過による鑑別

	経過	疾患
骨髄疾患（病変）	急性	急性白血病 悪性リンパ腫（骨髄浸潤）
	亜急性～慢性	骨髄異形成症候群 再生不良性貧血 骨髄線維症 がんの骨髄転移
全身疾患	急性	重症感染症 血球貪食症候群 結核，非定型抗酸菌症

次ページに続く

	経過	疾患
全身疾患	亜急性〜慢性	SLE，シェーグレン症候群 脾機能亢進症（肝硬変，特発性門脈圧亢進症） ビタミンB_{12}欠乏，葉酸欠乏 アルコール多飲 サルコイドーシス

原因となり得る薬剤

汎血球減少を起こしやすい薬剤

- 好中球減少の原因薬剤とオーバーラップするものが多いです（→p.71）.
- 抗菌薬，H_2ブロッカー，プロトンポンプ阻害薬，抗腫瘍薬，抗けいれん薬，抗甲状腺薬，解熱鎮痛薬，抗リウマチ薬など.

第2章 ケーススタディで検査値を学ぶ

1 血算の異常
3) 血小板 ①血小板増加
血小板増加

横江正道

症例

- 79歳女性．150.5 cm，48.0 kg．5日前からふらつき，呂律困難，左手が動かしにくいといった訴えが出現し，症状が改善しないまま，呂律困難が増悪していることを家族が気づき救急要請．当院救急外来に搬送．
- 体温：36.8℃，血圧：194/90 mmHg，心拍数：75/分，呼吸数：20/分，SpO_2：97％（nasal，2L/分），GCS：E4V5M5，構音障害は著明．左半身麻痺あり．NIHSSスコア10点．既往歴に高血圧，糖尿病があります．
- 頭部CTにて，右橋にLow density areaあり，MRIにて右橋にDWI（拡散強調画像）で高信号域あり．アテローム血栓性脳梗塞と診断．

検査値～救急外来受診時

WBC（/μL）	14,500	RBC（×10^4/μL）	476	Hb（g/dL）	12.2
Ht（%）	39.5	Plt（×10^4/μL）	103.3	平均血小板容積（fL）	9.7
血小板サイズ分布幅（%）	10.6	TP（g/dL）	7.14	Alb（g/dL）	4.30
CK（IU/L）	35	AST（IU/L）	17	ALT（IU/L）	9
LDH（IU/L）	225	アミラーゼ（IU/L）	107	Cre（mg/dL）	0.78
BUN（mg/dL）	18.7	Glu（mg/dL）	131	Na（mEq/L）	141
K（mEq/L）	4.7	Cl（mEq/L）	106	CRP（mg/dL）	0.20

検査値から何が読み取れるか

- この患者さんでは白血球数の異常と，血小板の異常増加が認められます．
- 血小板が$45×10^4/μL$を超えており，血小板増多症が考えられます[1]．

考えられる病態

- 血小板増多症が疑われます．
- 血小板数 $45 \times 10^4/\mu L$ 以上を血小板増多症と定義しています[1]．
- 血小板数が $100 \times 10^4/\mu L$ を超えており，さらに血栓症を実際に引き起こしていることから，本態性血小板血症（essential thrombocythemia：ET）が疑われます．
- 本態性血小板血症とは，骨髄増殖性腫瘍のひとつであり，巨核球の異常な増殖と白血球増加，顕著な血小板増加を特徴とします（図）．

チェックすべき症状

- 頭痛，視力障害，めまいなどをチェックします[2]．
- 粘膜出血，歯肉出血などの出血傾向もチェックします[3]．

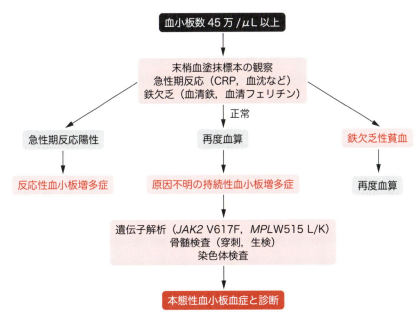

図　本態性血小板血症の診断のためのフローチャート
文献2より引用

- 非典型的な胸痛や四肢末端の知覚障害，肢端紅痛症などの血管運動症状などがあったか確認します[2]．
- 血栓症，出血などの合併症があれば，救急対応が必要です．

他に何が考えられるか

- 血小板数が $100 \times 10^4/\mu L$ を超える症例の多くは骨髄増殖性疾患になります[4]．
- 慢性骨髄性白血病（chronic myelogenous leukemia：CML），真性多血症（polycythemia vera：PV），原発性骨髄線維症（primary myelofibrosis：PMF）などの鑑別を進めます[4]．
- 悪性腫瘍に伴う血小板増多症では，肺がん，胃がん，大腸がん，婦人科系や泌尿器系のがんなどの悪性腫瘍に伴うことがあるので注意を要します[5]．
- 軽度の血小板増加では，慢性炎症性疾患（関節リウマチ，結節性動脈周囲炎，潰瘍性大腸炎など），急性出血，鉄欠乏性貧血，溶血性貧血，脾摘後，薬剤（エピネフリンなど）などが考えられます[6]．

どうするか

- 過去の採血結果の有無を確認し，履歴があれば血小板数の比較を行います．
- グルココルチコイドなどの血小板増加を起こす可能性がある薬剤の使用歴があるかどうか確認します．
- 今回はアテローム血栓性脳梗塞を起こしているため，スロンノン®，ラジカット®などを投与して脳梗塞の治療を行います．
- 脳梗塞の治療が落ち着いたところで，血液内科に相談し，骨髄穿刺などを行い，本態性血小板血症かどうかなどの評価を行います．

- 偶発的に検査値異常を見かけることはよくありますが,血小板に関しては$100 \times 10^4/\mu L$を超えているかどうかがひとつの目安になりそうです.
- 薬剤性による血小板増加であると診断を確定することは簡単ではないことが多いと思いますが,まずは中止できる薬剤の中止が改善に向けて必要になると思います.

血小板増加の基礎知識

🔴 血小板増加のメカニズム

- 反応性（二次性）に起こる場合と，腫瘍性（一次性）に起こる場合があります．
- 薬剤性に起こる場合もありますが，その頻度は不明です．

🔴 考えられる鑑別診断と頻度

血小板増加は，運動や妊娠などに伴って「生理的」に生じる場合と，悪性腫瘍や炎症性疾患によって引き起こされる「病的」に生じる場合とがあります[2]．

血小板増加の鑑別診断

カテゴリー	原因疾患	頻度
生理的	運動，妊娠	高い
一次性		
骨髄増殖性腫瘍	慢性骨髄性白血病（CML），真性多血症（PV），本態性血小板血症（ET），原発性骨髄線維症（PMF）	低い
骨髄異形成症候群	5q-症候群，RARS-T	低い
急性骨髄性白血病	3q21q26症候群	低い
二次性（反応性）		
腫瘍性疾患	肺がん，胃がん，大腸がん，婦人科系・泌尿器系のがん，転移性腫瘍	高い
急性・慢性炎症性疾患	リウマチ性疾患，血管炎（結節性多発性動脈炎など），炎症性腸疾患（潰瘍性大腸炎など），慢性感染症，結核	高い
脾機能低下・無脾症	脾摘後，無脾症，アミロイドーシス	高い
慢性腎疾患	腎不全，ネフローゼ症候群	高い
薬剤性	エピネフリン，グルココルチコイド，トロンボポエチン，など	不明
その他	外傷後，熱傷後，急性出血後，鉄欠乏性貧血，ビタミンB_{12}欠乏症に対する治療後，化学療法後の骨髄回復期のリバウンド	不明

原因となり得る薬剤

分類	薬剤
副腎髄質ホルモン	エピネフリン
副腎皮質ホルモン	グルココルチコイド
血小板造血刺激因子製剤	トロンボポエチン受容体作動薬
抗腫瘍薬	ビンクリスチン
ビタミンA誘導体	オールトランスレチノイン酸

経過

- 薬剤性に血小板増加をきたしている場合，腫瘍性と同じような血栓・塞栓症状が出るかどうかははっきりとしていません．
- 原因薬剤を中止することで改善することが期待できます．
- 同じ薬剤を使用しているとしても，一様に副作用が出るわけではなく，個人差が大きいと予想されます．
- 本態性血小板血症などであれば，血液内科の専門医の先生に相談します．

◆ 文献

1) Ruggeri M, et al：The rate of progression to polycythemia vera or essential thrombocythemia in patients with erythrocytosis or thrombocytosis. Ann Intern Med, 139：470-475, 2003
2) 小松則夫：血小板増多の鑑別診断．medicina, 48：1713-1717, 2011
3) 萩原將太郎：あれっ，血小板多くないですか？ JIM, 24：964-967, 2014
4) Harrison CN, et al：Diagnostic pathway for the investigation of thrombocytosis. Br J Haematol, 161：604-606, 2013
5) 村上 博：血小板減少・増多の精査．medicina, 40：793-797, 2003
6) 山口博樹：血小板異常をみたら．medicina, 47：2078-2081, 2010

第2章 ケーススタディで検査値を学ぶ

■1 血算の異常
3）血小板 ②血小板減少
薬剤性血小板減少症

丸山寛仁

症例

- 40歳代男性．胃潰瘍と診断され，プロトンポンプ阻害薬（PPI）を服用開始しました．
- 服用10日後，四肢を中心に点状出血が出現しました．
- 使用薬剤：ランソプラゾール 30 mg 1回1錠 1日1回

検査値

項目	値	項目	値	項目	値
WBC (/μL)	5,600	リンパ球 (%)	29	単球 (%)	5
好中球 (%)	65	好酸球 (%)	1	好塩基球 (%)	1
Hb (g/dL)	13.0	MCV (fL)	85	Plt (×10^4/μL)	1.5
AST (IU/L)	22	ALT (IU/L)	25	T-Bil (mg/dL)	0.6
BUN (mg/dL)	17.3	Cre (mg/dL)	0.81	CRP (mg/dL)	< 0.3
PT (秒)	10	aPTT (秒)	34	Dダイマー (μg/mL)	0.6

検査値から何が読み取れるか

- 血小板減少がみられます．血小板数は1.5万/μLと著明に減少し，出血傾向もみられます．緊急の対応が必要です．
- 白血球や赤血球には異常は認めず，凝固機能も正常範囲でした．

考えられる病態

- 血小板減少症が疑われます．
- PPIは，血小板減少症の原因となり得る薬剤であり，薬剤投与後からの血小板減少であれば，薬剤性血小板減少症が疑われます．
- PPIによる発生頻度は不明です．薬剤性血小板減少症は100万人あたり

- 10例程度との報告であり，頻度は高くはありません[1]．
- PPIが血小板減少を起こすメカニズムは，免疫学的機序が考えられています．
- 薬剤使用開始からの経過日数は，開始後1～2週間の発症が多いとされています．血小板の寿命7～10日を反映しています．以前に暴露歴がある場合には，投与開始後1～2日で発症することもあります．金製剤やD-ペニシラミン，バルプロ酸では，投与後3～6カ月経ってから血小板減少を認めることもあります[2]．

チェックすべき症状

- 点状出血や斑状出血，粘膜出血などの出血傾向がないか確認します．
- 血小板減少で出血症状がみられるのは，一般的に5万/μL以下，特に2～3万/μL以下です[1]．
- 出血傾向があれば緊急での対応が必要になります．
- 血小板減少がある際に外科的処置をする場合には，低リスク手術（抜歯や皮膚の小手術）では5万/μL以上，中リスク手術（腹部の一般手術など）で7～8万/μL以上，高リスク手術（脳外科手術など）で10万/μL以上を目安にします[3]．

他に何が考えられるか

- その他の血小板減少をきたす疾患（→p.90）が存在するかもしれません．特に今回の症例では胃潰瘍と診断されており，ヘリコバクターピロリ関連の特発性血小板減少性紫斑病（ITP）なども鑑別する必要があります（→Side Note）．
- 急性経過なのか，慢性経過なのか判断するには，薬剤開始前の血小板数との比較をみる必要があります．開始前が正常範囲で開始後に減少している場合は急性の血小板減少の可能性が高いと考えられます．
- 薬剤の副作用はさまざまで，白血球減少や貧血を合併することもあります．
- 一部の薬剤では，播種性血管内凝固症候群（DIC）や血栓性血小板減少

性紫斑病（TTP）を呈することもあります（→ **Side Note**）．

どうするか

- PPIを中止します．著明な血小板減少があり出血傾向がある場合は，ステロイド，γグロブリン大量投与，血小板輸血が必要となることもあります[2) 4)]．
- PPIによる血小板減少は用量依存性の副作用ではないため，減量では危険です．多くの症例で中止後5〜8日間で血小板数は正常に回復します[2)]．順調に回復しない場合は，薬剤性以外の鑑別を検討する必要があります．
- 出血傾向がある場合や急激に血小板数が減少した場合には，医師にコンサルトし，受診させます．

医師からひとことアドバイス

- 血小板減少症は，出血傾向をきたし，重症化した場合には死亡するリスクのある内科的緊急症です．
- 薬剤投与中に血小板減少が出現した場合，薬剤性血小板減少症は常に鑑別しなければなりません．ただし頻度が高いわけではなく，他の疾患の可能性も考慮する必要があります．
- 原因となり得る薬剤は多数報告され，複数の薬剤を内服している場合もあり，原因薬剤を特定することは容易ではありませんが，疑いをもつことが重要です．
- 薬剤性血小板減少の頻度が高い薬剤，重症化しやすい薬剤を使用する際は，患者さんに副作用に関する情報や対応についてあらかじめ説明しておきましょう．

Side Note

HP−ITP（ヘリコバクターピロリー関連）
- ITPの基本的病態の1つは，血小板に反応する抗体が産生され，血小板が破壊されることです．
- ITPの診断は，①出血症状がある，②血小板減少があって白血球・赤血球は正常，③骨髄で巨核球が正常または増加し，赤芽球・顆粒球が正常，④血小板減少をきたす他の疾患が否定できる，ことによって行います．
- 血小板結合抗体（PAIgG）が高値を示す例が多く，診断の参考にはなりますが，特異的な所見ではありません．
- ITPにはHP（ヘリコバクターピロリ）感染などに起因する二次性があります．
- 本邦においてはITPの半数以上がHP関連といわれています．
- ITPが疑われる際は，尿素呼気試験などでHP感染の有無を確認します．
- HP陽性ITPの場合には，除菌療法（ランソプラゾール30 mg，アモキシシリン750 mg，クラリスロマイシン200 mgを1日2回，7日間内服）で約半数に血小板増加効果を認めます．
- HP陰性ITP患者では除菌療法は無効です．

DIC
- 基礎疾患によって全身の微小血管内で凝固系が活性化され，全身の微小血管内に血栓が多発して臓器障害を呈する病態であり，微小血栓が多発すると線溶系も活性化されます．
- DICの基礎疾患は多岐にわたりますが，3大基礎疾患として，感染症，造血器腫瘍（急性前骨髄球性白血病など），固形悪性腫瘍が挙げられ，他にも外傷，熱傷，ショック，産科的合併症など，さまざまな全身性疾患に合併して起こります．
- 基礎疾患によって凝固系の活性化と線溶系の活性化の程度が異なります．
- 感染症性DICでは，活性化されるべき線溶系に対して抑制的に働き，微小血栓の溶解が進まず，循環不全をきたして虚血性臓器障害に進行していきます（線溶抑制型DIC）．
- 急性前骨髄球性白血病DICや大動脈瘤DICでは，線溶系が活性化されて，出血症状に進行していきます（線溶亢進型DIC）．
- DICの診断には，本邦では旧厚生省DIC診断基準（1988年改訂版）と急性期DIC診断基準が主に使用されます．
- 多くの患者で，血小板減少，PT・aPTT延長，Fib減少，Fib分解産物（FDP）・Dダイマー増加を認めます．
- 基礎疾患に対する治療が重要ですが，他には補充療法，抗凝固療法，抗線溶療法があり，病態に応じて選択されます．
- 出血が著明な場合などには，必要に応じて新鮮凍結血漿や血小板の補充療法を行います．

TTP

- 止血因子である von Willebrand 因子の切断酵素である ADAMTS13 活性の低下により，血小板血栓形成が亢進し，全身の微小血管内に血栓が多発して臓器障害を呈する病態です．
- 消費性血小板減少，微小血管性溶血性貧血をきたし，他には腎機能障害，精神神経障害，発熱などが出現します．
- TTP には先天性（ADAMTS13 の欠損）と後天性（ADAMTS13 に対するインヒビターの出現など）がありますが，大半は後天性です．
- 後天性 TTP には，薬物関連，自己免疫疾患関連（SLE や結合組織病など），妊娠関連，慢性肝疾患などが挙げられます．

- 薬剤投与中に血小板減少が出現した場合，薬剤性血小板減少症の可能性を考える必要があります．
- 頻度が高いわけではありませんが，まずは疑うことが重要です．はじめから薬剤性血小板減少症のみを疑って対処するというより「鑑別の1つとして忘れてはいけないもの」という位置づけと考えます．
- 市販薬を含めて問診しましょう．

血小板減少の基礎知識

血小板減少のメカニズム

①骨髄での産生低下
- 骨髄抑制：急性白血病，再生不良性貧血，骨髄異形成症候群，癌の骨髄転移，抗腫瘍薬などの薬剤
- 感染症：ウイルス感染（HIV，パルボウイルス B19 など），重症感染症（敗血症など）
- 栄養性：ビタミン B_{12}・葉酸欠乏

②末梢での破壊亢進
- 免疫性：ITP，全身性エリテマトーデス，薬剤
- 非免疫性：DIC，TTP

③脾臓での補足亢進
- 肝硬変，門脈圧亢進症

④その他
- 偽性血小板減少症，先天性血小板減少症

【一般的な確認事項】

①白血球や赤血球にも異常があるか？
白血球や赤血球にも異常がある場合には，骨髄による造血異常である可能性が高くなります．

②末梢血目視で血小板凝集，破砕赤血球，芽球，血小板形態異常の有無は？
- 血小板凝集 → 偽性血小板減少症（→ **p.92**）
- 破砕赤血球 → TTP
- 芽球 → 急性白血病
- 血小板形態異常 → 先天性血小板減少症

③凝固機能異常の有無は？
PT・aPTT 延長，Fib（フィブリノゲン）低下，FDP・D ダイマー上昇 → DIC

考えられる鑑別診断と頻度

血小板減少＋白血球・赤血球・凝固機能正常の鑑別診断

原因疾患	頻度
特発性血小板減少性紫斑病	高い
ウイルス感染	高い
薬剤性血小板減少症	低い
脾機能亢進（肝硬変の場合，PT・aPTT延長などの凝固異常を伴うことが多い）	高い
骨髄異形成症候群（白血球や赤血球異常を伴うことが多い）	中等度
再生不良性貧血（白血球や赤血球異常を伴うことが多い）	低い
全身性エリテマトーデス	高い
偽性血小板減少症	高い
先天性血小板減少症	低い

原因となり得る薬剤

分類	薬剤
ヘパリン	未分画ヘパリン，低分子ヘパリン
キナアルカロイド	キニーネ，キニジン
血小板機能抑制薬	アブシキシマブ，エプチフィバチド，チロフィバン
抗リウマチ薬	金製剤，D-ペニシラミン
抗菌薬	βラクタム，リネゾリド，リファンピシン，サルファ剤，バンコマイシン
鎮静薬，抗痙攣薬	カルバマゼピン，フェニトイン，バルプロ酸，ジアゼパム
H_2ブロッカー，PPI	シメチジン，ラニチジン，ランソプラゾール
鎮痛薬	アセトアミノフェン，ジクロフェナク，ナプロキセン，イブプロフェン
利尿薬	クロロチアジド，ヒドロクロロチアジド
化学療法薬，免疫抑制薬	フルダラビン，オキサリプラチン，シクロスポリン，リツキシマブ

文献2を改変して転載

- ヘパリンによるHIT：抗凝固薬であるヘパリンが誘引となり，免疫学的機序により血小板減少および動静脈血栓塞栓症を発症する病態です．通常，ヘパリン投与開始後5日から14日の間に血小板数がヘパリン投与前値の50％以下，もしくは10万/μL以下に低下し，静脈血栓症（深部静脈血栓症，肺塞栓症など）や動脈血栓症（四肢虚血，脳梗塞，心筋梗塞など）を呈し

ます．出血症状は多くありません．

経過

- 一般的には被疑薬中止後5～8日間で血小板数は回復することが多いです[2]．
- 抗腫瘍薬や金製剤では回復に数カ月かかることもあります[2]．
- 順調に回復しない場合は，薬剤性以外の鑑別を検討する必要があります．
- 薬剤性血小板減少症の判定基準に，被疑薬の再投与によって，血小板減少を認めることとありますが，倫理上行うことは困難です[1]．

リスク因子

高齢，肝腎機能低下，自己免疫疾患の合併などの場合に発生頻度が高くなるといわれています[1]．

◆ 文献
1)「重篤副作用疾患別対応マニュアル　血小板減少症」，平成19年6月，厚生労働省
2) 矢野尊啓：薬剤起因性血小板減少症．「新しい診断と治療のABC63　血小板減少症・増加症」（池田康夫/編），pp206-214，最新医学社，2009
3) 血小板減少．「内科学　第10版」（矢﨑義雄/編），朝倉書店，2013
4) Up to date® 薬剤性血小板減少

第2章 ケーススタディで検査値を学ぶ

1 血算の異常
3）血小板 ②血小板減少
偽性血小板減少症

丸山寛仁

症例

- 30歳代男性．健康診断にて，血小板減少を指摘されました．
- 出血傾向はありません．
- 既往歴，内服薬なし．

検査値

WBC (/μL)	6,300	リンパ球（%）	31	単球（%）	6
好中球（%）	62	好酸球（%）	0	好塩基球（%）	1
Hb (g/dL)	14.2	MCV (fL)	86	Plt($\times 10^4$/μL)	2.9
AST (IU/L)	18	ALT (IU/L)	27	T-Bil (mg/dL)	0.8
BUN (mg/dL)	14.6	Cre (mg/dL)	0.75	CRP (mg/dL)	<0.3
PT（秒）	11	aPTT（秒）	32	Dダイマー（μg/mL)	0.7

検査値から何が読み取れるか

- 血小板数が2.9万/μLと著明な減少がみられますが，出血傾向はありません．
- 白血球や赤血球には異常は認めず，凝固機能も正常範囲でした．

考えられる病態

- 出血傾向のない血小板減少をみたら，偽性血小板減少症を考えなければなりません．
- 偽性血小板減少症は，*in vitro*での血小板凝集により，自動血球計数機で実際よりも血小板数が少なくカウントされる現象で，末梢血目視で血小板凝集を認めます（図）．

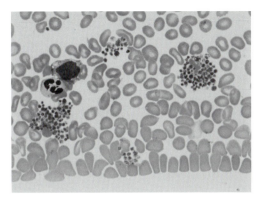

図　血小板凝集の写真（メイ・ギムザ染色）
上記の写真において，血小板凝集を認めます

- この現象は生体内で血小板数が減少しているわけではなく，出血傾向は起こりません．
- 主な原因は，EDTA依存性偽性血小板減少症といわれています．EDTAとは血算用の採血管に用いられる抗凝固薬エチレンジアミン四酢酸です．EDTAにより血小板表面の抗原が変化し，免疫グロブリンと反応し血小板が凝集すると考えられています．採血後の時間によって凝集の程度が異なります（60〜90分で最大）[1)2)]．
- 自己免疫性疾患や慢性炎症性疾患，肝疾患，悪性腫瘍などを有する例で比較的多いとの報告[3)]がありますが，健常人にも認められ，明確な病的意義はわかっていません[2)]．少数ですがバルプロ酸などの抗てんかん薬や抗菌薬などの投与後に血小板凝集を生じたという報告があります[2)4)]．
- 頻度は約1,000人に1〜2人と報告されています[1)]．
- 通常，白血球や赤血球，凝固機能などの異常は認めません．
- 採血困難でも血小板凝集が起こります．この場合には血小板凝集と同時にフィブリンの析出を認めます．

チェックすべき症状

- 出血傾向がないか確認します．
- ただ血小板数が2〜3万/μL以下まで減少しなければ，出血傾向は出現

しないことがあり，決して「出血傾向がない」＝「偽性血小板減少症」ではありません．

他に何が考えられるか

- 血小板凝集が認められない場合は，真の血小板減少をきたす疾患（→p.90）を考えなければなりません．

どうするか

- 血小板減少をみたら，まずは末梢血目視で血小板凝集の有無を確認します．
- 血小板凝集を認めた場合には，EDTA以外の抗凝固剤（クエン酸ナトリウム，フッ化ナトリウムなど）を用いて測定します．ただしこれらでも血小板凝集を認めることがあります[5]．
- 抗凝固剤以外の方法として，カナマイシンなどのアミノグリコシドを用いた報告があります．機序は不明ですが，一度凝集した血小板が離散されます[5)6)]．
- この症例ではEDTAで採血した末梢血目視で血小板凝集を認めました．クエン酸ナトリウムを用いて再検したところ，血小板数は16.5万/μLと正常範囲であり，EDTA依存性偽性血小板減少症と判断しました．
- 治療の必要性はありません．

医師からひとことアドバイス

- 偽性血小板減少の頻度は約1,000人に1〜2人との報告であり，決して稀な現象ではありません．
- 血小板減少をみたら，真の血小板減少か見極める必要があります．
- まずは末梢血目視で血小板凝集がないか確認しましょう．

- 偽性血小板減少症では，末梢血目視で血小板凝集を認めます．この現象は生体内で血小板数が減少しているわけではなく，出血傾向はありません．
- EDTA依存性偽性血小板減少症の機序や原因など，まだ解明されていない点があります．抗てんかん薬や抗菌薬などの薬剤が関与したという報告があります．
- 正しい血小板数を測定するための対策として，EDTA以外の抗凝固剤の使用やアミノグリコシドの添加，採血直後の測定などの方法があります．

◆ 文献

1)「誰も教えてくれなかった血算の読み方・考え方」（岡田定/著），医学書院，2011
2)「新しい診断と治療のABC63 血小板減少症・増加症」（池田康夫/編），最新医学社，2009
3) Berkman N, et al：EDTA-dependent pseudothrombocytopenia：a clinical study of 18 patients and a review of the literature. Am J Hematol, 36：195-201, 1991
4) バルプロ酸による血小板減少の1例．Japan Epilepsy Society, 37：162, 2003
5) Zhou X, et al：Amikacin can be added to blood to reduce the fall in platelet count. Am J Clin Pathol, 136：646-652, 2011
6) Sakurai S, et al：Aminoglycosides prevent and dissociate the aggregation of platelets in patients with EDTA-dependent pseudothrombocytopenia. Br J Haemat, 99：817-823, 1997

第2章 ケーススタディで検査値を学ぶ

2 肝・胆道系の異常

【代表的な基準値】*

検査項目	略記	単位	基準値
肝細胞逸脱酵素			
アスパラギン酸アミノトランスフェラーゼ	AST	IU/L	13〜33
アラニンアミノトランスフェラーゼ	ALT	IU/L	男 8〜42 女 6〜27
胆道系酵素			
アルカリホスファターゼ	ALP	IU/L	100〜325
γグルタミルトランスペプチダーゼ	γGTP	IU/L	男 0〜50 女 0〜30
その他			
総ビリルビン	T-Bil	mg/dL	0.2〜1.2
直接ビリルビン	D-Bil	mg/dL	0.1〜0.4
間接ビリルビン	I-Bil	mg/dL	0.1〜0.8
血清総蛋白	TP	g/dL	6.3〜7.8
血清アルブミン	Alb	g/dL	3.7〜4.9
コリンエステラーゼ	ChE	IU/L	男 200〜465 女 180〜355
プロトロンビン時間	PT	秒	10〜12

＊基準値は施設により異なる

【検査の目的】

▶ 肝障害の有無，病態の区別（どの部位，機能が障害されているか），重症度の評価

・肝細胞障害（肝細胞の破壊）：AST，ALT，ビリルビン
・胆道系障害（胆管細胞，胆道の異常）：ALP，γGTP，ビリルビン
・蛋白合成能障害：PT，Alb，ChE，TP

【検査項目の概要】

▶ 肝細胞障害

AST，ALTは肝細胞に多く含まれる酵素であり，肝細胞が破壊されると

血液中に流出し，これらの値が上昇します．

▶ 胆道系障害

ALP，γGTPは，胆管上皮細胞の細胞膜に分布する酵素であり，胆管障害，胆汁分泌障害，胆道閉塞により血液中に逆流し，これらの値が上昇します．

▶ 蛋白合成能障害

Alb（アルブミン），ChE（コリンエステラーゼ）は，いずれも肝細胞で合成される蛋白で，これらの低下は肝の蛋白合成能障害を意味します．また，体内で合成される総蛋白の約50％が肝臓で合成されるため，TP（血清総蛋白）も蛋白合成能障害の指標となります．また，凝固因子の多くは肝細胞で産生されるため，PT（プロトロンビン時間）は蛋白合成能障害により延長します．

▶ ビリルビン

ビリルビンは，赤血球中のヘモグロビンが分解されてできる色素です．脾臓で間接型ビリルビンが生成され，肝臓に運搬されて肝細胞内でグルクロン酸抱合され直接型ビリルビンとなり，毛細胆管に排泄され胆汁の成分になります．総ビリルビン（T-Bil）は，間接型ビリルビン（I-Bil）と直接型ビリルビン（D-Bil）の総和です．肝細胞障害（胆管への分泌障害），胆汁うっ滞，胆管閉塞により直接ビリルビンが血液中に漏出し血中濃度が上昇します．間接ビリルビンは通常溶血によって上昇します．

第2章 ケーススタディで検査値を学ぶ

2 肝・胆道系の異常

1) AST/ALT

薬物性肝障害（肝細胞障害型）

久田敦史

症例

- 60歳代女性．皮膚血管炎と診断され，ステロイド投与中でした．ステロイド漸減で再燃をくり返すため，ステロイドのスペアリング効果を期待し，2週間前からアザチオプリン（アザニン®）の服用を開始しました．
- 使用薬剤：アザチオプリン（アザニン®）50 mg 1回1錠 1日1回，ランソプラゾール（タケプロン®）15 mg 1回1錠 1日1回，プレドニゾロン 5 mg 1回2錠 1日1回，アレンドロン酸（ボナロン®）35 mg 1回1錠 1日1回 週1回

検査値～服用開始2週間後

WBC (/μL)	6,700	リンパ球 (%)	11.5	単球 (%)	8.4
好中球 (%)	73.4	好酸球 (%)	6.6	好塩基球 (%)	0.1
Hb (g/dL)	15.2	MCV (fL)	94.9	Plt (×10^4/μL)	17.8
AST (IU/L)	90	ALT (IU/L)	92	LDH (IU/L)	269
ALP (IU/L)	193	γGTP (IU/L)	75	T-Bil (mg/dL)	0.53
BUN (mg/dL)	8.4	Cre (mg/dL)	0.44	CRP (mg/dL)	0.71
CK (IU/L)	42	PT-INR	0.95	HbA1c (%)	5.5

検査値から何が読み取れるか

AST，ALTの上昇を認めます．ALPやT-Bilの上昇は認めていません．

考えられる病態

- ASTやALTは，肝細胞に含まれ，肝細胞の破壊や細胞膜の透過性亢進により，血液中に流出します．血中濃度の上昇で肝細胞障害の程度を推定できます．

- ALPやγGTPは，胆管上皮細胞の細胞膜に分布し，胆管障害，胆汁分泌障害，胆道閉塞により血液中に逆流します．血中濃度の上昇は，胆道系の障害を意味します．
- ビリルビンは，直接ビリルビンと間接ビリルビンに分けられます．直接ビリルビンは，肝細胞障害，胆汁うっ滞，胆管閉塞により，直接ビリルビンが血液中に漏出し，血中濃度が上昇します．間接ビリルビンは，通常，溶血によって上昇します．
- 本症例では，AST，ALT上昇を認めており，肝細胞障害を疑います．
- ALTは，正常上限の3倍以上で，ALPの上昇は認めないため，肝細胞障害型の肝障害が疑われます（アザチオプリンは，胆汁うっ滞型もしくは混合型をとることが多いため，これらの初期である可能性もあります）．
- アザチオプリンが，2週間前に開始されており，薬物性肝障害を第一に疑います（表）．
- 処方薬による薬物性肝障害は，0.01〜0.15％程度の頻度といわれています．
- 薬物性肝障害は，通常，新規に薬剤投与が開始されて，5〜90日でAST，ALTの上昇をきたすことが多く，逆に投与開始5日以内あるいは90日以降になってAST，ALTの上昇をきたすことは稀です[2]．

チェックすべき症状

- 薬物性肝障害の多くは無症状ですが，発熱，食思不振，嘔気・嘔吐，右季肋部痛，黄疸，掻痒（胆汁うっ滞を伴うと生じることがあります）をチェックします．

表　薬物性肝障害の定義

分類	ALT or ALPの値	(ALT/ALTの正常上限)÷(ALP/ALPの正常上限)
肝細胞障害型	ALT ≧ ALTの正常上限の3倍以上	5以上
胆汁うっ滞型	ALP ≧ ALPの正常上限の2倍以上	2以下
混合型	ALT ≧ ALTの正常上限の3倍以上 ALP ≧ ALPの正常上限の2倍以上	2〜5

文献1より引用

- ▶ 黄疸がみられる場合は，予後不良となる場合があるため，すみやかに救急室を受診させます．

他に何が考えられるか

- ▶ 薬剤性以外に肝障害をきたすような疾患（→ p.101）が存在すれば，そのためかもしれません．
- ▶ 特定の薬剤との因果関係を証明することは難しく，薬剤開始のタイミング，肝障害をきたすような疾患の除外，薬剤中止により肝障害が改善されることが必要となります．

どうするか

- ▶ 中止可能であれば，疑われる薬剤の中止を医師にすみやかにコンサルトします（受診を勧める）．
- ▶ 薬物性肝障害は用量依存性でない場合が多いと考えられており，減量ではなく中止を勧めます．
- ▶ 薬剤中止後，肝障害が改善するか，経過をみていく必要があります．

薬物性肝障害は，副作用の最大10％を占めるといわれており，比較的遭遇する可能性の高い病態です．薬剤の中止のみで軽快するものが多いですが，なかには，重症の肝障害を呈し，亡くなる場合もある病態ですので，薬物性肝障害が疑われる場合は，被疑薬物を中止し，すみやかに医師にコンサルトする必要があります．

薬物性肝障害の基礎知識

薬物性肝障害のメカニズム

①予測可能な薬物性肝障害
アセトアミノフェンなど

②特異体質に基づく予測できない薬物性肝障害
- スルファメトキサゾール（バクタ®），フェニトイン（アレビアチン®），アモキシシリン・クラブラン酸（オーグメンチン®），イソニアジド（イスコチン®），アミオダロン（アンカロン®）など
- 多くの薬剤は，特異体質に基づく予測できない薬物性肝障害に分類されます．
- アレルギーによる免疫反応，肝毒性の高い代謝物による肝障害の2種類の機序があります．

考えられる鑑別診断と頻度

肝障害の鑑別診断

カテゴリー	原因疾患	頻度
感染症	ウイルス性肝炎，伝染性単核球症，急性胆管炎	中程度
薬剤	薬物性肝障害	高い
自己免疫疾患	自己免疫性肝炎，原発性胆汁性肝硬変，原発性硬化性胆管炎	低い
血液疾患	溶血性貧血	低い
代謝性疾患	アルコール性肝障害，脂肪肝，肝硬変	高い
血流障害	うっ血肝，ショック肝	低い
悪性腫瘍	肝細胞癌，胆管癌，転移性肝癌	低い

- 肝障害の原因として多いのは，脂肪肝，ウイルス性肝炎，薬剤性です．

原因となり得る薬剤

薬物性肝障害を起こしやすい薬剤

分類	薬剤
血糖降下薬	アカルボース,チアゾリジンジオン
解熱鎮痛薬	アセトアミノフェン,アスピリン,NSAIDs
抗うつ薬	パロキセチン,セルトラリン,トラゾドン
抗菌薬	イソニアジド,ピラジナミド,リファンピシン,テトラサイクリン
降圧薬	ロサルタン,メチルドパ
抗痙攣薬	フェニトイン,バルプロ酸
その他	アロプリノール,エタノール,硫酸鉄,ネビラピン,リスペリドン,リトナビル,スタチン,バラシクロビル,バレニクリン

文献1を参考にして作成

- 上記薬剤以外にも多くの薬剤で肝障害が生じるため,肝障害をみたら,常に薬剤性を考慮します.

経過

- 新規に薬剤投与が開始されて,5〜90日でAST,ALTの上昇をきたすことが多いです.
- 多くの症例は,被疑薬中止のみで改善します.回復に要する期間は,薬剤や中止のタイミングによりさまざまです.

リスク因子

AST,ALTが正常上限の3倍以上で,黄疸が進行する場合や小児の抗痙攣薬による急性肝不全,透析を要するアセトアミノフェンによる急性肝不全,腎機能の悪化,肝疾患の罹患が挙げられます.

◆ 文献

1)Chang CY & Schiano TD:Review article:drug hepatotoxicity. Aliment Pharmacol Ther, 25:1135-1151, 2007
2)福冨崇能,他:肝機能異常をどうする?—君は肝機能異常に対処できるか? medicina, 44:725-728, 2007
3)「診断に自信がつく検査値の読み方教えます!」(野口善令/編),羊土社,2013

2 肝・胆道系の異常
1) AST/ALT
C型慢性肝炎

久田敦史

症例

- 60歳代男性．肝機能異常，腎機能低下を指摘され，病院を受診しました．
- HCV抗体陽性，HCV-RNA陽性も判明しました．以前の健診で，同様の指摘を受けていたとのことでした．
- アルコールは，もともとビール350 mL/日程度で，1年前に禁酒されていました．
- 使用薬剤：グリメピリド（アマリール®）0.5 mg 1回1錠 1日1回，
ボグリボース（ベイスン®）0.3 mg 1回1錠 1日3回，
ビソプロロール（メインテート®）5 mg 1回1錠 1日1回，
アムロジピン（アムロジン®）5 mg 1回2錠 1日1回，
イミダプリル（タナトリル®）5 mg 1回1錠 1日1回，
トリクロルメチアジド（フルイトラン®）1 mg 1回1錠 1日1回，
ロスバスタチン（クレストール®）2.5 mg 1回1錠 1日1回，
ゾルピデム（マイスリー®）10 mg 1回1錠 1日1回

検査値〜初診時

WBC (/μL)	9,800	リンパ球 (%)	19.7	単球 (%)	6.3
好中球 (%)	71.8	好酸球 (%)	1.9	好塩基球 (%)	0.3
Hb (g/dL)	12.9	MCV (fL)	87.1	Plt (×10^4/μL)	18.0
AST (IU/L)	75	ALT (IU/L)	80	LDH (IU/L)	284
ALP (IU/L)	425	γGTP (IU/L)	176	T-Bil (mg/dL)	0.35
BUN (mg/dL)	34.9	Cre (mg/dL)	2.38	CRP (mg/dL)	0.20未満
CK (IU/L)	121	PT-INR	0.99	HbA1c (%)	5.9

検査値から何が読み取れるか

- AST，ALT，LDH，ALP，γGTPの上昇を認めます．また，BUN，Creの上昇を認めます．
- T-bilの上昇は認めていません．

考えられる病態

- AST，ALTの上昇からは肝細胞障害が疑われ，ALP，γGTPの上昇からは胆道系障害が疑われます．肝細胞障害，胆道系障害のどちらも同程度上昇しているものをびまん性肝細胞障害と呼びます．
- 以前から肝機能異常を指摘されており，慢性のびまん性肝細胞障害のパターンが疑われます．
- HCV抗体，HCV-RNA陽性であり，C型慢性肝炎による肝障害を第一に疑います（→**Side Note**）．刺青，ピアスの穴あけ，針刺し事故，覚醒剤の回し打ち，過去の輸血などで感染することが多いとされています[1]．
- HCVキャリアは，本邦で150万人程度存在すると推定されています．感染例の約70%でHCV感染が持続し，C型慢性肝炎へと移行するとされています．

チェックすべき症状

- 全身状態をチェックします．通常，C型慢性肝炎は無症状ですが，肝細胞癌の合併や肝硬変に至っている場合は，全身状態（るいそう，黄疸，

Side Note

C型慢性肝炎

C型肝炎ウイルスに曝露すると，2～14週間の潜伏期を経て，急性肝炎が惹起されます．多くは自覚症状を伴わない不顕性感染です．約30%は治癒に至りますが，約70%は，慢性肝炎へ移行します．C型慢性肝炎では，炎症の持続により肝線維化が起こり，感染者のうち約30%が20～30年の経過で肝硬変に至ります．C型肝硬変では，年約7%の頻度で肝細胞癌の合併がみられます[1]．

腹水貯留など）が悪化している場合があります．
- 全身状態不良の場合は，入院での検査が安全と思われるため，医師へ報告します（受診を勧めます）．

他に何が考えられるか

- 慢性のびまん性肝細胞障害のパターンからは，脂肪肝，薬剤性肝障害，慢性ウイルス性肝炎，アルコール性肝障害，肝細胞癌などを疑います．
- 本症例ではアルコールは摂取量も多くなく，受診1年前に禁酒していることから，アルコール性肝障害の可能性は低いと思われます．
- B型肝炎やC型肝炎に対する検査（HBs抗原，HCV抗体）を受けたことがあるかを確認することが大切になります．慢性のびまん性肝細胞障害のパターンを認めた場合，B型肝炎やC型肝炎に対する検査を受けることを医師と相談するよう勧めます．

どうするか

- 抗ウイルス薬によるC型慢性肝炎の治療適応があるか，医師にすみやかにコンサルトします（受診を勧める）．

医師からひとことアドバイス

C型慢性肝炎は，抗ウイルス薬による治療を行うことができる場合があります．慢性の肝障害を認めた場合，薬剤性，アルコール性などとともに考えておく必要があります．

C型慢性肝炎は，無症状のまま経過することも多いため，健診で肝障害が持続している場合は，医療機関の受診を勧めます．

◆ 文献

1）平石哲也，他：慢性C型肝炎．medicina，52：1748-1751，2015

2 肝・胆道系の異常
2) ALP/γGTP, ビリルビン
薬物性肝障害（胆汁うっ滞型）

渡邉剛史

症例

- 45歳女性．発熱，咳，痰を認め，気管支炎の疑いでアモキシシリン・クラブラン酸を処方されました．数日で発熱，咳，痰は改善しましたが，倦怠感が持続するため近医を受診しました．
- 使用薬剤：アモキシシリン・クラブラン酸（オーグメンチン®）1回1錠1日3回
- バイタルサイン：意識清明，血圧 120/65 mmHg，脈拍数 70回/分，呼吸数 15回/分，体温 36.8度

検査値

WBC (/μL)	7,300	Hb (g/dL)	12.4	Plt (×10⁴/μL)	20.5
AST (IU/L)	42	ALT (IU/L)	38	LDH (IU/L)	316
ALP (IU/L)	686	γGTP (IU/L)	248	T-Bil (mg/dL)	2.59
D-Bil (mg/dL)	1.69	CRP (mg/dL)	1.2		

検査値から何が読み取れるか

- ALPとγGTPの上昇を認めます．一方でASTとALTは上昇が軽度です．
- 直接ビリルビン優位の上昇を認めます．
- CRPが軽度上昇しています．

考えられる病態

- 肝逸脱酵素（AST，ALT）と比較し，胆道系酵素（ALP，γGTP）が上昇しており，胆汁うっ滞型肝障害と考えられます．胆汁うっ滞とは，胆汁の生成や流出の障害により，胆汁中に排出されるべき物質が排泄され

ず，血中濃度が上昇することです．ALPやγGTPは胆汁うっ滞の原因となる疾患により排泄が障害され，類洞に流入するため，血中濃度が上昇します．胆汁うっ滞型肝障害の鑑別診断（→p.109）に当てはめ，原因を検索します．
▶ 薬物性肝障害は，肝障害のタイプにより，肝細胞障害型，胆汁うっ滞型，混合型に分類されます．日本肝臓学会により提案された薬物性肝障害診断基準の使用マニュアルによると，

　　肝細胞障害型　　ALT＞2N＋ALP≦N またはALT比/ALP比≧5
　　胆汁うっ滞型　　ALT≦N＋ALP＞2N またはALT比/ALP比≦2
　　混合型　　　　　ALT＞2N＋ALP＞Nかつ2＜ALT比/ALP比＜5
　　N：正常上限，ALT比＝ALT値/N，ALP比＝ALP値/N

と定義されています[1]．
▶ 本症例は胆汁うっ滞型に該当します．

チェックすべき症状

▶ 腹痛（心窩部痛）・発熱・悪寒戦慄などがないか確認します．
▶ これらの症状を認めるときは，胆管炎や胆嚢炎などの細菌感染症を早急に検索する必要があります．また，CT撮影やMRCP（磁気共鳴胆管膵管画像）で総胆管の閉塞がないかを確認します．
▶ これまで肝障害を指摘されていたか・アルコール飲酒などの病歴聴取や，過去の検査歴を調べる必要があります．肝障害が急性経過か慢性経過かの判断材料になります．

他に何が考えられるか

▶ 胆汁うっ滞型肝障害をきたす疾患（→p.109）を考えます．
▶ 薬物性肝障害は胆汁うっ滞型肝障害をきたす疾患の1つです．
▶ ウイルス感染症や急性胆管炎は胆汁うっ滞型肝障害の原因として頻度が高いです．総胆管結石を伴う急性胆管炎は敗血症性ショックに至ることもあり，重症例では緊急ドレナージ術が必要になるため緊急性が高いです．

どうするか

- 胆汁うっ滞型の薬物性肝障害が疑われる場合，まず薬剤の中止を医師に提案します．
- 発熱や腹痛などの随伴症状がある場合は，重要な情報ですので併せて報告します．
- 薬剤の中止に加え，ウルソデオキシコール酸や副腎皮質ステロイドが使用される場合もあります．

- 多くの薬剤が，副作用として肝障害を引き起こします．
- 胆汁うっ滞やそれを疑う症状をみたら，原因となる薬剤がないかを検討する必要があります．
- 薬物性肝障害は肝障害のタイプにより，肝細胞障害型，胆汁うっ滞型，混合型に分類されます．
- 倦怠感，黄疸，食欲不振などの症状から，胆汁うっ滞型の薬物性肝障害の可能性を想起し，原因となる薬剤を内服していないか考えることが必要です．

薬物性肝障害（胆汁うっ滞型）の基礎知識

胆汁うっ滞型の薬物性肝障害のメカニズム

- 薬物性肝障害（drug-induced liver injury）は，肝障害のタイプにより，肝細胞障害型，胆汁うっ滞型，混合型に分類されています（日本肝臓学会薬物性肝障害診断基準）．
- 肝細胞障害型が最も多く，胆汁うっ滞型は全体の2割程度です．
- 胆汁うっ滞は，肝で生成される胆汁が肝細胞から小腸に運ばれる経路が阻害されることで起こります．
- 肝外性の胆汁うっ滞と肝内性の胆汁うっ滞に分けられます．
- 病理学的には，

　　急性胆汁うっ滞：肝細胞や毛細胆管レベルでの障害で，炎症性変化や壊死性変化が乏しい．
　　胆汁うっ滞型肝炎：肝小葉中心静脈周囲の胆汁うっ滞と肝炎の所見を示し，炎症所見を伴う．
　　慢性胆汁うっ滞：原発性硬化性胆管炎に類似した変化を示し，門脈域の胆管破壊像や胆汁うっ滞などを認める．

　の3つに分類されますが，プライマリケアでは区別して考える機会は少ないです．

考えられる鑑別診断と頻度

胆汁うっ滞の鑑別診断

肝外性胆汁うっ滞	頻度
総胆管結石	高い
膵癌	中等度
胆管癌	低い
総胆管狭窄（術後）	低い
膵炎	低い
寄生虫感染	低い

肝内性胆汁うっ滞	頻度
ウイルス性肝炎	高い
肝硬変（B型肝炎やC型肝炎など）	高い
薬剤性	高い

次ページに続く

アルコール性肝障害	中等度
敗血症	中等度
非アルコール性脂肪肝炎	低い
原発性胆汁性肝硬変	低い
原発性硬化性胆管炎	低い
妊娠による胆汁うっ滞	低い
浸潤性疾患（悪性リンパ腫，サルコイドーシス，結核，アミロイドーシスなど）	低い

● 原因となり得る薬剤

胆汁うっ滞型薬物性肝障害の原因となる薬剤

抗菌薬	アモキシシリン・クラブラン酸，アジスロマイシン，エリスロマイシン，セファロスポリン系，シプロフロキサシン，ST合剤，抗マイコバクテリウム薬，クリンダマイシン，モキシフロキサシン
抗真菌薬	テルビナフィン
抗精神病薬	カルバマゼピン，クロルプロマジン，アミトリプチリン，イミプラミン，フェニトイン
ホルモン関連	アンドロゲン，エストロゲン，経口避妊薬
その他	高カロリー輸液，タモキシフェン，ACE阻害薬，スタチン，シメチジン，インフリキシマブ，アザチオプリン

文献2を改変して転載

● 経過

胆汁うっ滞型の薬物性肝障害は，肝細胞障害型の薬物性肝障害と比較して，改善までに時間がかかるとされています．

● リスク因子

厚生労働省「重篤副作用疾患別対応マニュアル 薬物性肝障害」によると，胆汁うっ滞型に限らず，薬物性肝障害の発生機序として「中毒性」と「特異体質性」に分けられます．中毒性とは抗がん剤の一部やアセトアミノフェンのように用量依存的にすべてのヒトに発生し得るものです．

特異体質性は，個人の体質により肝障害の出現の可能性が変わるため，リスク因子といえますが，肝障害出現の予測は臨床現場では困難です．特異体質性はさらにアレルギー性特異体質と代謝性特異体質に分けられます．アレルギー性特異体質では，薬物またはその中間産物がハプテンになり，肝細胞内

で抗原性を獲得して肝細胞障害を生じるものです．代謝性特異体質によるものでは，代謝酵素活性の個人差により，投与から1週〜1年ないしそれ以上の長期内服後に肝障害を生じるものです．

代謝性特異体質により肝障害を生じる薬剤

アカルボース	アミオダロン	イソニアジド	イトラコナゾール
経口避妊薬	ザフィルルカスト	ジクロフェナクナトリウム	ジスルフィラム
タモキシフェン	蛋白同化ステロイド	ダントロレンナトリウム	テガフール・ウラシル
塩酸テルビナフィン	バルプロ酸ナトリウム	塩酸ヒドララジン	フルコナゾール
フルタミド	ペモリン	塩酸ラベタロール	

文献3より引用

◆文献
1）滝川一，他：DDW-J 2004 ワークショップ薬物性肝障害診断基準の提案．肝臓，46：85-90, 2005
2）水野恵，他：胆汁うっ滞型DILIをきたしやすい薬物・臨床的特徴・治療．月刊薬事，56：43-48, 2014
3）厚生労働省「重篤副作用疾患別対応マニュアル 薬物性肝障害」，平成20年

第2章 ケーススタディで検査値を学ぶ

2 肝・胆道系の異常
2）ALP/γGTP, ビリルビン

胆管癌

渡邉剛史

症例

- 50歳男性．1〜2カ月前から尿の色が濃くなり，全身の掻痒感が出現したため来院しました．
- 血液検査でALP，T-Bilの上昇を認め，腹部CT検査で総胆管の拡張と下部胆管の閉塞が疑われました．
- 30歳から印刷事業所で働いています．
- 使用薬剤：なし

検査値

WBC (/μL)	5,300	Hb (g/dL)	13.4	Plt(×10⁴/μL)	17.9
AST (IU/L)	34	ALT (IU/L)	32	LDH (IU/L)	326
ALP (IU/L)	576	γGTP (IU/L)	148	T-Bil (mg/dL)	3.53
D-Bil (mg/dL)	2.09	CRP (mg/dL)	0.2		

検査値から何が読み取れるか

- 胆道系酵素（ALP，γGTP，T-Bil）の上昇を認めます．
- 直接ビリルビン優位のビリルビン上昇を認め，眼球の黄染もあることから，胆汁うっ滞と考えられます．
- ビリルビンは，直接型ビリルビンと間接型ビリルビンに分けられます．直接ビリルビンは肝臓でグルクロン酸抱合を受けた水溶性の抱合型ビリルビンであり，間接ビリルビンは非抱合型ビリルビンです．
- 非抱合型ビリルビンである間接ビリルビンは，主に変性した赤血球の分解産物として産生され，アルブミンに結合した状態で肝臓へ輸送されます．肝臓ではグルクロン酸転移酵素によりグルクロン酸抱合され，直接ビリルビンとなり胆汁成分として胆管に排泄されます．

- 直接ビリルビンが上昇する疾患は,「薬物性肝障害」の項の胆汁うっ滞の鑑別診断（→p.109）と類似します.
- 間接ビリルビンが上昇する原因として,ビリルビン産生の増加（溶血性貧血）とグルクロン酸抱合能の低下（Gilbert症候群,Crigler-Najjar症候群）があります.

考えられる病態

- 胆汁うっ滞を認めます.胆汁うっ滞の原因を検索します（→p.109）.
- 特に総胆管結石による急性胆管炎や劇症肝炎は緊急性を要します.
- 薬剤性の胆汁うっ滞,ウイルス性肝炎による肝・胆道系酵素の上昇は頻度が高く,検討すべきです.
- 本症例では発熱・悪寒戦慄・倦怠感などの症状はなく,全身状態は良好でした.
- 印刷事業所に勤務し,有機溶剤への暴露があったことや腫瘍マーカーが上昇していたことから,職業性胆管癌が疑われました.

チェックすべき症状

- 胆汁うっ滞の症状として,黄疸,掻痒感,白色の便,褐色の尿などが出

Side Note

化学物質が原因と考えられる胆管癌

2012年に大阪の印刷事業場の従業員に胆管癌が多発した事例をきっかけに,ジクロロメタンや1,2-ジクロロメタンなどの化学物質と胆管癌との関連が指摘されました.厚生労働省による「印刷事業場で発生した胆管がんの業務上外に関する検討会」報告書でも,胆管癌がジクロロメタンや1,2-ジクロロメタンに長期間・高濃度に暴露されることで発症し得るとされています.
世界保健機関の国際がん研究機関は「発がんのおそれがある有機溶剤」として,①クロロホルム,②四塩化炭素,③1,4-ジオキサン,④1,2-ジクロルエタン,⑤ジクロルメタン,⑥スチレン,⑦1,1,2,2-テトラクロルエタン,⑧テトラクロルエチレン,⑨トリクロルエチレン,⑩メチルイソブチルケトン,の10物質を挙げています.

現します．また腹痛，体重減少，食欲不振を認めることもあります．
▶ 発熱や悪寒戦慄を伴う場合，胆汁うっ滞に伴う急性胆管炎の合併が考えられるため，緊急性が高いです．

どうするか

▶ 本症例のように胆管癌が疑われる場合，画像検査や内視鏡検査を組み合わせて診断を確定します．
▶ 画像検査として，まず非侵襲的な腹部超音波検査が行われます．さらにCT検査やMRCP（磁気共鳴胆管膵管画像）を行い，局在診断，閉塞部位の同定，癌の広がりを評価します．
▶ ERCP（内視鏡的逆行性胆管膵管造影検査）を施行し，胆汁細胞診・ブラシによる擦過細胞診を行うことで細胞学的確定診断を得ます．
▶ 本症例では，ERCPで採取された胆汁と胆管擦過細胞診で腺癌が検出され，下部胆管癌と診断されました．
▶ 確定診断後に「胆道癌取り扱い規約[1]」・「TMN分類」に従って病期を診断し，治療として膵頭十二指腸切除が行われました．

医師からひとことアドバイス

▶ 総胆管結石や胆管癌とそれに伴う胆管炎を起こしている場合は，抗菌薬治療や緊急の内視鏡的ドレナージ術が行われる場合があるため，すぐに医師に報告します．
▶ 胆管癌は早期発見が難しい悪性腫瘍で，診断が確定する頃には進行していることも多いです．
▶ 軽度の眼球の黄染，掻痒感から胆汁うっ滞を疑い，受診を促すことが重要です．
▶ 胆管癌の危険因子として，原発性硬化性胆管炎，膵・胆管合流異常，肝内胆石症，肝吸虫などが知られています．
▶ 2012年に大阪の印刷事業場で従業員に多発したときに，原因薬物と指摘された1,2-ジクロルプロパンはWHOの国際がん研究機関により，「発がん性のある薬剤」として認定されました．

- 胆管癌とは日本の肝外胆管癌のことを指し，下部胆管・中部胆管・上部胆管・肝門部胆管癌の4つに分類されます[1]．
- 眼球の黄染，掻痒感などの胆汁うっ滞を疑う症状や胆道系酵素の上昇が，胆道癌発見のきっかけになります．

◆文献

1)「胆道癌取扱い規約 第6版」(日本肝胆膵外科学会/編)，金原出版，2013

第2章 ケーススタディで検査値を学ぶ

3 腎機能検査，尿検査の異常

【代表的な基準値】*

検査項目	略記	単位	基準値
腎機能検査			
血清クレアチニン	Cre	mg/dL	男 0.8〜1.3 女 0.7〜1.0
eGFR	eGFR	mL/分/1.73 m²	≧ 90
血清尿素窒素	BUN	mg/dL	8〜20
尿検査			
尿定性			
尿潜血			−
尿蛋白			−
尿糖			−
尿ケトン			−
白血球定性			−
亜硝酸塩			−
ウロビリノゲン			±
尿沈渣			
赤血球（/HPF）			≦ 4
白血球（/HPF）			≦ 4
円柱			陰性

＊基準値は施設により異なる

【検査の目的】
腎機能の評価

【検査項目の概要】

▶ Cre

筋肉内のクレアチンの最終分解産物で，腎臓の糸球体で濾過された後，尿細管でほとんど再吸収されずに尿中に排泄されます．腎機能低下により腎臓で排泄されずに循環に戻るため血中濃度が上昇します．

▶ BUN

血液中の尿素に含まれる窒素を測定しています．腎臓の糸球体で濾過された後，尿細管から尿中に排泄され，腎機能低下により血中濃度が上昇します．Creとは異なりBUNは尿細管で再吸収されるため，Creの方が腎機能をより正確に反映します．

▶ eGFR

Creは筋肉量の影響を受けるため，より正確に腎機能を評価するために，年齢や性別を考慮したeGFR（推算糸球体濾過量）を用います．腎機能低下によりeGFRは低下します．

〈eGFR計算式〉

eGFRcreat（mL/分/1.73 m^2）＝ 194 × Cre$^{-1.094}$ × 年齢$^{-0.287}$（女性は× 0.739）

第2章 ケーススタディで検査値を学ぶ

❸ 腎機能検査，尿検査の異常
薬剤性腎障害

吉見祐輔

症例

- 70歳代女性．身長 150 cm，体重 35 kg．左膝関節の偽痛風に対して，5日前から NSAIDs 定期内服が開始されました．膝関節痛は改善しましたが，その後尿量の低下を自覚し，精査を行ったところ BUN，Cre の上昇を認めました．
- 使用薬剤：ロキソプロフェン（ロキソニン®）60 mg 1回1錠 1日3回

検査値　NSAIDs開始前・開始5日後

生化学	開始前	5日後
Cre（mg/dL）	0.75	1.22
BUN（mg/dL）	24.3	48.2
Na（mEq/L）	130	124
K（mEq/L）	4.8	6.7
Cl（mEq/L）	102	99

尿定性/沈渣（投与開始5日後）	
尿定性	
尿潜血	−
尿蛋白	±
尿糖	−
尿ケトン	−
白血球定性	−
亜硝酸塩	−
ウロビリノゲン	±
尿沈渣	
赤血球（/HPF）	1/1〜4
白血球（/HPF）	1/1〜4

検査値から何が読み取れるか

- BUN，Creが5日の経過で急性に上昇していることがわかります．急性腎障害＝acute kidney injury（AKI）の定義はいくつかありますが，本症例では血清Creがベースラインに比較して1.5倍以上に上昇していますので，AKIと判断します（表）．

- 高K血症はAKIに伴うものと考えられます．
- 尿所見では特異的な所見は認められず，糸球体腎炎の可能性は低いと考えられます．

考えられる病態

- AKIの原因として腎前性，腎性，腎後性の3つがあり（→p.122），どれにあてはまるかを考える必要があります（図）．
- NSAIDsは輸入細動脈を収縮させることにより腎血流を低下させ，腎前性AKIを起こすことが知られています．

表　AKIの定義

	sCre	尿量
KDIGO	48時間以内の0.3 mg/dL以上の上昇	0.5 mL/kg/時未満が6時間以上持続
	ベースラインに対し7日以内の1.5倍以上の上昇	
AKIN	48時間以内の0.3 mg/dL以上の上昇	
	48時間以内の1.5倍以上の上昇	
RIFLE	ベースラインに対し1.5倍以上の上昇	
	ベースラインに対しGFRの25％以上の低下	

文献1より引用
KDIGO：Kidney Disease Improving Global Outcomes，AKIN：Acute Kidney Injury Network，RIFLE：Risk Injury Failure Loss End-stage kidney desease

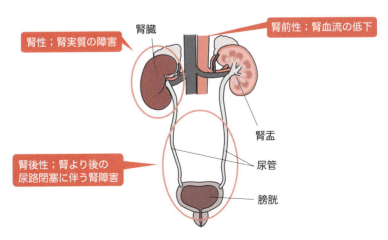

図　急性腎障害の分類
文献2より改変して転載

- 今回はNSAIDs開始後でありNSAIDsによる腎前性のAKIが強く疑われます．
- NSAIDs使用患者の1～5％で腎に関する副作用が起こるとされています[3]．NSAIDs使用後3～7日後に乏尿性腎不全で発症することが多いとされます．
- 選択的COX2阻害薬でも起こり得るため注意が必要です．
- 腎後性，腎性の可能性も否定はできないので検討は必要です．

チェックすべき症状

- まずは下腹部の膨満感や排尿障害の確認が必要です．
- これらがあれば腎後性の可能性があるため，腎エコーなどの評価も必要になりますので医師へ報告が必要です．
- 腎後性腎不全は尿路閉塞を解除すれば治癒が期待できますが，治療が遅れると不可逆的になるため見落とさないように注意が必要です．
- 発熱，手足の痺れ，筋痛，紫斑などがあれば，血管炎によるAKIの可能性がありますので，これも気づいた場合は至急で医師に報告する必要があります．
- 全身状態が悪い場合には尿毒症の可能性がありますので，これも至急の対応が必要です．

他に何が考えられるか

- 腎前性，腎性，腎後性，どれも可能性は否定できませんので検討が必要です．
- 外来におけるAKIのうち，腎前性が70％，腎性が11％，腎後性が17％という報告があります[4]．
- 腎前性は腎血流が減少することが原因ですので，通常は脱水，血圧低下，うっ血性心不全など，有効循環血漿量の減少をきたす病態がありますが，本症例ではそういった病態は否定的です．
- 腎性は血管炎，急性糸球体腎炎，急性間質性腎炎，急性尿細管壊死などが原因になります．しかし尿所見が綺麗なことから血管炎や糸球体腎炎

は可能性が低そうです．また間質性腎炎や尿細管壊死を起こす薬剤（→p.124）の内服もありませんので可能性は低そうです．
- 腎後性は尿路の閉塞，排尿障害により尿の逆流が起こり，腎障害を起こす病態です．本症例では神経因性膀胱をきたす疾患の既往などもなく可能性は低いと考えられますが，チェックは必要です．

どうするか

- 直ちにロキソプロフェンを中止して，病院の受診をすすめます．必ず内服歴を話すように伝えます．病院ではNSAIDs以外にも腎前性，腎性，腎後性AKIの検討を行います．
- 腎障害の程度によって輸液，場合によっては透析も考慮されます．
- 原疾患に対しては，NSAIDs以外の対応方法があればそちらに切り替えをします．多くの場合アセトアミノフェンになると思われます．

医師からひとことアドバイス

- AKIは，原因によりますが，適切に診断し対応すれば治癒する可能性の高い疾患です．しかし治療が遅れた場合には不可逆的になる可能性がありますので，疑われた場合には早急な対応が必要です．
- 特に薬剤性の場合には薬剤を中止する必要がありますので，AKIをみた場合には必ず原因の1つとして薬剤を検討する必要があります．

まとめ

- Creの上昇をみた場合には，以前のデータと比較する必要があります．以前のデータと比較して，有意に上昇している場合には新しい腎障害と判断します．
- 腎障害をみた場合には，腎前性，腎性，腎後性のどれが原因かを考えます．
- 薬剤による腎障害が疑われるときには，多くの場合，その薬剤の中止が必要になります．

AKIの基礎知識

● BUN,Cre上昇のメカニズム

- BUNは肝臓でアンモニアから合成されます.
- Creは筋肉内のクレアチンから産生されます.
- 両物質とも腎臓の糸球体で濾過されますが,腎機能の低下により,腎臓で排泄されずに循環に戻るため,BUN,Creが上昇します.
- BUNは尿細管での分泌,再吸収がCreに比して多いため,Creの方が腎機能をみるのに適しています.

①腎前性＝腎血流の低下

- 腎血流が低下することにより,濾過されるCreの量が減少することで,血清Creが上昇します.
- 原因については**AKIの鑑別診断**(→p.123)を参照してください.
- NSAIDsは糸球体に流入する輸入細動脈を収縮させることで腎血流を低下させます.
- ACE阻害薬やARBは輸出細動脈を拡張させることで,糸球体を流れる血液量を低下させます.

②腎性＝腎実質の障害

- 血管性,急性糸球体疾患,急性間質性腎炎,急性尿細管壊死に分類されます.
- 腎実質がダメージを受ければ,当然腎機能を表すCreは上昇します.
- 血管性の原因として血管炎,血栓性微小血管障害などがあります.
- 糸球体疾患の原因として,感染後の急性糸球体腎炎や抗GBM抗体関連疾患があります.
- 急性間質性腎炎の原因として,薬剤,感染,サルコイドーシス,Sjögren症候群などがあります.原因となる薬剤は**AKIを起こしやすい薬剤**(→p.124)に示します.
- 急性尿細管壊死の原因としては,虚血,薬剤,横紋筋融解,骨髄腫腎などがあります.これも薬剤は**AKIを起こしやすい薬剤**(→p.124)で示します.

③腎後性＝腎の後の尿流障害

- 尿路閉塞に伴う腎障害のことであり,閉塞解除で改善が期待できます.

- 前立腺肥大，骨盤内手術後の神経因性膀胱，パーキンソン病や脳梗塞後の神経因性膀胱，などが原因となります．抗コリン作用のある薬も尿閉のリスクを高めます．

考えられる鑑別診断と頻度

AKIの鑑別診断

AKIの鑑別診断			頻度
腎前性		出血	低い
		脱水	高い
		うっ血性心不全	中程度
		NSAIDs	高い
		ACE阻害薬，ARB	高い
腎性	血管性	血管炎	低い
		血栓性微小血管障害	稀
	急性糸球体疾患	感染後	低い
		抗GBM抗体関連疾患	稀
	急性間質性腎炎	薬剤（詳細は後述）	低い
		サルコイドーシス，Sjögren症候群，SLE	稀
	急性尿細管壊死	虚血	低い
		薬剤（詳細は後述）	低い
		ヘモグロビン尿，横紋筋融解によるミオグロビン尿	稀
		骨髄腫による骨髄腫腎	稀
腎後性		前立腺肥大	中程度
		神経因性膀胱	中程度
		両側尿管閉塞（後腹膜線維症など）	稀

文献5を参考に作成

原因となり得る薬剤

AKIを起こしやすい薬剤

腎前性		NSAIDs	どのNSAIDsでも
		ACE阻害薬，ARB	どのACE阻害薬，ARBでも
		利尿薬	すべての利尿薬
腎性	急性間質性腎炎	抗菌薬	アシクロビル，カルバペネム，セファロスポリン，シプロフロキサシン，ペニシリン系，バンコマイシンなど
		抗てんかん薬	ジフェニルヒダントイン，フェノバルビタール
		NSAIDs	どのNSAIDsでも
		利尿薬	フロセミド，サイアザイド
		免疫抑制薬	アザチオプリン
		その他	ヨード系造影剤，アロプリノール，PPI
	急性尿細管壊死	抗菌薬	アミノグリコシド系，アムホテリシンB
		造影剤	ヨード系造影剤
		抗腫瘍薬	シスプラチンなど
その他			ST合剤

文献5，6を参考に作成

- 同じ薬剤であっても複数の機序でAKIを起こす可能性がありますし，ここに挙げた薬剤がすべてというわけではないので注意してください．
- 利尿薬は，脱水によって腎前性のAKIを起こすこともあるので注意が必要です．
- 実臨床ではNSAIDs，ACE阻害薬，ARB，利尿薬による脱水，抗菌薬などが多いように思われます．
- しかしどの薬剤であっても，腎障害をきたし得る可能性があるため，AKIをみた場合には常に薬剤を原因の候補として検討することが必要です．
- ST合剤については，尿細管でのCre分泌障害から血清Creが上昇するものの，実際の腎機能（糸球体濾過量）は低下していないとされますので，軽度の上昇では心配はありません．

経過

- 薬剤や腎障害のタイプによって異なります．
- NSAIDsでは，開始後3～7日後の乏尿性腎不全が多いとされています．

- 薬剤性の急性間質性腎炎は，薬剤開始後数日〜場合によっては数週間，さらには数カ月後に起こることもあります．
- 造影剤腎症は，定義として造影剤使用後48〜120時間の間にCreが25％以上上昇する，もしくは，0.5 mg/dL以上上昇することなので，この間に発症します．
- シスプラチンは，1〜2週間で腎障害はピークに達するとされています．
- アミノグリコシドによる腎障害は，治療期間が延びるほどリスクが高まります．

リスク因子

AKI全体のリスクを以下に示します．

AKIのリスクを上げる曝露因子	AKIのリスクを上げる基礎因子
●敗血症	●細胞内外の脱水
●重症疾患	●高齢
●ショック	●女性
●熱傷	●黒人
●外傷	●CKD
●心臓手術	●慢性臓器不全（心・肺・肝）
●心臓以外の大手術	●糖尿病
●腎毒性薬物	●悪性腫瘍
●造影剤	●貧血
●有毒の植物や動物	

文献7より引用

基礎因子がある人に，腎毒性のある薬剤を使用する場合には，特に注意が必要になります．

◆ 文献

1）山下徹志，土井研人：AKIの特徴と鑑別診断．Hospitalist，2：37-56，2014
2）「診断に自信がつく検査値の読み方教えます！」（野口善令/編），羊土社，2013
3）Whelton A：Nephrotoxicity of nonsteroidal anti-inflammatory drugs：physiologic foundations and clinical implications. Am J Med, 106：13S-24S, 1999
4）Singri N, et al：Acute renal failure. JAMA, 289：747-751, 2003
5）Lameire N, et al：Acute renal failure. Lancet, 365：417-430, 2005
6）井上紘輔，寺田典生：薬剤性腎障害を疑ったら．medicina, 49：1958-1962, 2012
7）佐々木彰，河原崎宏雄：急性腎障害（AKI）．medicina, 50：230-236, 2013 増刊号

3 腎機能検査，尿検査の異常
慢性腎臓病（CKD）

吉見祐輔

症例

- 46歳男性．身長163.8 cm，体重86.1 kg．もともと10年来の糖尿病があり，近医にて治療されていましたが，コントロール不良とのことで紹介となりました．検査したところ糖尿病のコントロール不良に加え，糖尿病性腎症の合併が認められました．
- 使用薬剤：リナグリプチン（トラゼンタ®）5 mg 1回1錠 1日1回，メトホルミン 250 mg 1回2錠 1日2回

検査値（生化学）〜投与開始前

Cre（mg/dL）	1.23
BUN（mg/dL）	19.9
Na（mEq/L）	140
K（mEq/L）	4.4
Cl（mEq/L）	107

検査値（尿定性/沈渣）〜投与開始5日後

尿定性	
尿潜血	−
尿蛋白	4＋
尿糖	1＋
尿ケトン	−
白血球定性	−
亜硝酸塩	−
ウロビリノゲン	±

尿沈渣	
赤血球（/HPF）	1/1〜4
白血球（/HPF）	1/1〜4

検査値から何が読み取れるか

- BUN，Creともに正常であり，問題ないようにみえますが，注意が必要です．
- Creは筋肉量の影響を受けるため，より正確に腎機能を評価するためには糸球体濾過量＝glomerular filtration rate（GFR）を推定する必要が

あり，これをeGFRと表します（→ **Side Note**）．
- eGFR＜60 mL/分/1.73m² で腎機能低下があると判断します（**表1**）．
- eGFRの計算式はいくつかありますが，CKD診療ガイド2012[1]による計算式ではeGFR（男性）＝ $194 \times Cre^{-1.094} \times 年齢^{-0.287}$ ＝ 51.6 mL/分/1.73m² になりますので，腎機能低下があることになります．
- 詳細は後述しますが，CKD（chronic kidney disease）の重症度としてはG3aA3になります（**表2**）（尿蛋白の定量はここでは割愛しています）．

考えられる病態

- 本当に慢性の経過であるかは確認が必要です．本症例では以前のデータと比較したところ，Creの数値は変わりなく，慢性の経過であることがわかりましたのでCKDと判断しました．
- CKDはあくまでも慢性の腎機能障害というだけであって，原因は多岐にわたります．高血圧や腎疾患の既往がなく，さらに糖尿病のコントロールが不良なことから糖尿病性が最も考えられます．

チェックすべき症状

- 腎障害が慢性の経過であるか急性の経過であるかを確認します．急性の場合にはより早急な対応が必要になりますので，医師への報告が必要になります．
- 浮腫，体重増加がないかを確認します．もしそういった症状があれば，ネフローゼ症候群を合併している可能性があります．
- 高血圧の合併がないかも確認が必要です．もし高血圧があれば，降圧治療が確実に必要になります．

他に何が考えられるか

- 慢性経過の場合には，**表1**に記載した基準を満たした場合にCKDと判断します．
- CKDの原因として，糖尿病以外には高血圧性，過去の急性糸球体腎炎，多発嚢胞腎，慢性糸球体腎炎などが考えられます．

どうするか

- 医師による治療が必要です．
- CKDの場合，腎機能悪化の進行を防ぐことが治療の目的となります．
- 食事制限，血糖コントロール，高血圧があれば降圧薬による治療などが必要になります．
- 血圧コントロールの目標は130/80 mmHg未満となりますが，年齢によって調整が必要です．
- アルブミン尿，蛋白尿がある場合には，ACE阻害薬やARBの使用が腎症進行を予防することが知られていますので，必要があれば投与します[2]．

医師からひとことアドバイス

- CKDは腎機能の悪化を予防することが治療の肝になります．
- また腎機能に応じた薬剤の投与量調整が必要になりますので，薬剤投与量には注意をしてください．詳細は腎障害と薬剤投与量の項（→**p.132**）をご参照ください．

- 腎機能を評価するためには，eGFRを計算します．
- eGFR＜60 mL/分/1.73 m^{2}で腎機能低下があると判断します．
- 腎障害が慢性の経過であるか，急性の経過であるか，確認が必要です．
- 急性の場合には，より早急な対応が必要になります．
- 慢性の場合にはCKDの重症度を評価する必要があります．

CKDの基礎知識

CKDの定義・重症度

- CKDの定義,重症度は**表1**,**表2**で示したとおりです.
- CKDの重症度は,GFR,尿中アルブミンもしくは尿中蛋白にて定義されます(**表2**).

表1 CKDの定義

①	尿異常,画像診断,血液,病理で腎障害の存在が明らか,特に0.15 g/gCre以上の尿蛋白(30 mg/gCre以上のアルブミン尿)の存在が重要
②	eGFR < 60 mL/分/1.73m²
①,②のいずれか,または両方が3カ月以上持続する.	

文献1より引用

表2 CKDの重症度分類

原疾患	蛋白尿区分		A1	A2	A3
糖尿病	尿アルブミン定量 (mg/日) 尿アルブミン/Cre比 (mg/gCre)		正常	微量アルブミン尿	顕性アルブミン尿
			30 未満	30〜299	300 以上
高血圧 腎炎 多発性嚢胞腎 移植腎 不明 その他	尿蛋白定量 (g/日) 尿蛋白/Cre比 (g/gCre)		正常	軽度蛋白尿	高度蛋白尿
			0.15 未満	0.15〜0.49	0.50 以上
GFR区分 (mL/分/ 1.73 m²)	G1	正常または高値	≧90		
	G2	正常または軽度低下	60〜89		
	G3a	軽度〜中等度低下	45〜59		
	G3b	中等度〜高度低下	30〜44		
	G4	高度低下	15〜29		
	G5	末期腎不全 (ESKD)	<15		

重症度は原疾患・GFR区分・蛋白尿区分を合わせたステージにより評価する.CKDの重症度は死亡,末期腎不全,心血管死亡発症のリスクを █ のステージを基準に,█ ,█ ,█ の順にステージが上昇するほどリスクは上昇する.

文献1より引用

- 重症度に応じて治療方針が決まっていますので，詳細はガイドラインをご参照ください．

● 考えられる鑑別診断と頻度

CKDの原因として糖尿病，高血圧，過去の糸球体腎炎，多発嚢胞腎，移植腎などがありますが，原因のはっきりしないものもあります．糖尿病，高血圧性の頻度が高く，多発嚢胞腎は少なく，移植腎は稀です．原因がはっきりしないものが多いです．

● 原因となり得る薬剤

いかなる薬剤もAKIを起こし得るため，AKIの治療が適切でなければ，そのままCKDに移行する可能性はあります．AKIを起こす薬剤については前項をご参照ください．

● 尿検査の基礎知識[3]

〈尿定性〉

- 尿定性法は，試験紙法によって評価される定性的（もしくは半定量的）検査です．尿中蛋白がある場合に陽性になります．急性糸球体腎炎，慢性腎疾患，ネフローゼ症候群などで陽性になります．
- 尿蛋白は糸球体毛細血管内皮障害による透過性亢進により，尿中に蛋白が漏れた場合や尿細管障害による蛋白再吸収の低下によってみられます．尿蛋白は，半定量の検査であり，1＋＝30 mg/dL，2＋＝100 mg/dL，3＋＝300 mg/dLに相当します．微量アルブミンの検出には向いていません．
- 尿潜血は，血尿（赤血球の入った尿）をみる検査ですが，ヘモグロビン尿，ミオグロビン尿などでも陽性になるため，確定には尿沈渣が必要になります．
- 赤血球尿がある場合には，尿路の悪性腫瘍や，特に変形赤血球があれば糸球体腎炎を起こしている可能性があります．
- 白血球定性は，好中球に含まれるエステラーゼを検出することで，白血球の有無を判定しています．
- 白血球尿があれば，尿路感染症や間質性膀胱炎，膀胱炎の可能性がありますが，高齢者では特に病気がなくても存在することがあります．

- 尿糖，尿ケトンは，それぞれ尿中の糖分，ケトンを検出しています．尿糖は高血糖の結果を反映していることが多いです．なお，尿ケトン陽性は飢餓，糖尿病性ケトアシドーシスなどでみられます．
- 亜硝酸塩は，尿中の細菌が尿中亜硝酸を還元してできた亜硝酸塩を検出することで細菌尿の有無を判定しています．そのため還元能力のない菌では偽陰性になります．

〈尿沈渣〉
- 尿沈渣では，顕微鏡を使用して白血球や赤血球を確認します．
- 円柱にはいくつか種類がありますが，硝子円柱などは正常でも認められます．ネフローゼ症候群では，脂肪円柱や蝋様円柱がみられます．

◆ 文献
1)「CKD診療ガイド2012」(日本腎臓学会/編)，東京医学社，2012
2) 8.糖尿病腎症の治療．「科学的根拠に基づく糖尿病診療ガイドライン」(日本糖尿病学会/編)，pp97-113，南江堂，2013
3) 吉見祐輔：13.尿検査．「診断に自信がつく検査値の読み方教えます！」(野口善令/編)，pp149-161，羊土社，2013

Side Note

eGFRの計算式（CreとシスタチンC）
- eGFRの計算式には，Creを使用する方法とシスタチンCを使用する方法があります．
- eGFRの計算については，シスタチンCが筋肉量や食事，運動の影響を受けにくいため，血清Creでの評価が難しい場合に有用です．
- 具体的には，四肢欠損，るい痩などで筋肉量が著明に減少している場合，もしくはアスリートなどで筋肉量が非常に多い場合などがそれに当たります．
- CreによるeGFRの計算式
  eGFRcreat (mL/分/1.73 m^2) = $194 \times Cre^{-1.094} \times 年齢^{-0.287}$ （女性は × 0.739）
- シスタチンCによるeGFRの計算式
  男性：eGFRcys (mL/分/1.73 m^2) = $(104 \times Cys\text{-}C^{-1.019} \times 0.996^{年齢}) - 8$
  女性：eGFRcys (mL/分/1.73 m^2) = $(104 \times Cys\text{-}C^{-1.019} \times 0.996^{年齢} \times 0.929) - 8$
  Cys-C：血清シスタチンC濃度 (mg/L)

第2章 ケーススタディで検査値を学ぶ

3 腎機能検査，尿検査の異常

腎障害と薬剤投与量

吉見祐輔

症例

- 97歳男性，身長165 cm，51.3 kg．
- 1週間前から右膝の関節痛，腫脹，熱感が出現し徐々に悪化．関節穿刺でメチシリン耐性黄色ブドウ球菌（MRSA）が検出され，MRSAによる化膿性関節炎の診断が確定しました．なお血液培養は陰性で，経胸壁心エコーも疣贅を認めず，感染性心内膜炎は否定されています．

検査値

Cre (mg/dL)	1.31
BUN (mg/dL)	28.5

検査値から何が読み取れるか

- Creが正常上限を超えており，腎障害をきたしていることがわかります．
- さらに正確に腎機能を評価するにはeGFR（mL/分/1.73 m^2）を計算する必要があります．eGFRcreatを計算すると38.8 mL/分/1.73 m^2 と低下しています．
- ただしこの患者さんは超高齢者であり，筋肉量が落ちている可能性が高く，eGFRcreatでは腎機能を過大評価している可能性があります．
- 可能であればシスタチンCを用いたeGFRcysを計算した方が好ましいといえます（本症例では測定していませんでした）．

どうするか

- 本症例には抗MRSA活性をもつバンコマイシン（VCM）を使用します．
- VCMは腎機能障害時には投与量調整が必要で，投与量はeGFRによって

- 決まります．
- 先ほど推定したeGFR（mL/分/1.73 m²）は，体表面積（BSA）1.73 m²（身長170 cm，体重63 kg）の標準的体型に補正した値のため，（特に体格が標準体型からずれた人では）薬剤投与量決定のためにはBSAによる補正を外す必要があります．
- BSA＝体重（kg）$^{0.425}$×身長（cm）$^{0.725}$×0.007184で計算されます．
- BSA補正を外したeGFR（mL/分）＝194×Cre$^{-1.094}$×年齢$^{-0.287}$（女性は×0.739）×BSA/1.73になります．eGFRの単位が変更されていることに注意してください．薬剤投与量の調整にはこのeGFR（mL/分）を使用します．
- この症例では，計算するとeGFR（mL/分）＝33になります．
- サンフォード感染症治療ガイド2014[1]によれば，eGFR（mL/分）が10〜50の間では24〜96時間ごとに15 mg/kgで投与となります．
- 投与の量に幅があるため，年齢，体格を加味して判断しますが，あまりにも使用量が多いと思われる場合には，医師に確認が必要です．
- バンコマイシンの場合には，トラフを15〜20 μg/mLにすることが目標となります．
- 治療薬物モニタリング＝Therapeutic Drug Monitoring（TDM）を行いながら，最適な投与量を決めていきます．

医師からひとことアドバイス

- 薬物が代謝される経路は，肝臓もしくは腎臓になります．
- そのうち腎臓で代謝される薬物は，腎機能に応じて調整が必要になります．
- 薬剤投与量を決めるときの腎機能は，BSAの補正を外したeGFR（mL/分）を計算します．
- そのための計算式は
  eGFR（mL/分）＝194×Cre$^{-1.094}$×年齢$^{-0.287}$（女性は×0.739）×BSA/1.73になります．
- どの薬剤で投与量調整が必要かどうかは，それぞれの薬剤ごとに調べるしかありません．ただよく使用される薬については，投与量調整が必要かどうかあらかじめ把握しておく方がよいと思われます．

- ▶ 透析の場合の投与量はまた別になりますが，これも薬剤ごとに調べる必要があります．
- ▶ 例えばCKD診療ガイド2012[2])などに腎機能低下時の薬剤投与量の表がありますので参考にしてください．

- 薬剤投与量を決めるときの腎機能は，体表面積（BSA）の補正を外したeGFR（mL/分）を使用します．
- そのための計算式は
eGFR（mL/分）= 194 × Cre$^{-1.094}$ × 年齢$^{-0.287}$（女性は× 0.739）× BSA/1.73
になります．

腎機能障害時の薬剤投与の基礎知識

ここではいくつかの薬剤について，腎機能障害時の注意点を述べていきます．基本的に文献2から引用していますが，使用前には必ず自分で確認をしてください．

● 外来でよく使われる薬剤について

消化器疾患治療薬

〈H_2ブロッカー〉

多くの薬剤が腎排泄で，投与量の調整が必要になります．

〈マグネシウム製剤〉

制酸剤もしくは緩下剤として使用されますが，高齢者や腎機能が低下した症例で高Mg血症をきたすおそれがありますので注意が必要です．症状としては嘔気，頭痛，無気力感などがあり，進行すると意識レベル低下，不整脈などを起こします．

循環器疾患治療薬

〈カルシウム拮抗薬〉

基本的に肝排泄であり，腎機能低下時にも投与量の調整は不要です．

〈ACE阻害薬〉

基本的に腎排泄の薬剤であり，投与量の調整が必要です．

〈ARB〉

基本的に肝排泄であり，腎機能低下時にも投与量の調整は不要とされていますが，その作用機序からCreの上昇やKの上昇を認めることがあります．特に腎機能低下時に起こしやすいとされるため，少量から開始した方が安全です．

〈β遮断薬〉

慢性心不全の治療や不整脈の治療に使用されます．これは薬によって排泄経路は異なるため，ひとつひとつ確認する必要があります．例えばカルベジロールの場合，少量から投与開始となっていますし，ビソプロロールの場合はeGFRに応じて投与量が決まっています．

〈抗血小板薬〉

多くの抗血小板薬は，腎機能による投与量の調整は不要とされています．

睡眠薬
〈ベンゾジアゼピン系〉
多くのベンゾジアゼピン系薬剤は，腎機能による調整は不要とされています．

解熱鎮痛薬
〈NSAIDs〉
これも非常によく使用される薬と思います．すべてのNSAIDsは腎障害を悪化させる可能性があるため，基本的には使用しない方が望ましいといえます．しかし実際には，腎機能悪化に注意しながら使用するしかない場面が多いと思われます．

糖尿病治療薬
〈SU剤〉
これは重篤な腎機能障害時には禁忌です．
その他の薬は，同じ系統の薬剤でも薬剤により異なるため確認をしてください．

抗生物質
これは種類が多くすべてを述べることは困難です．アミノグリコシドやバンコマイシンなどは腎機能に応じて調整が必要ですが，血中濃度を測定することで適切な投与量を決めることができます．その他ではテトラサイクリン，クリンダマイシン，アジスロマイシンは投与量の調整が不要な薬剤です．

● 特別に注意が必要な薬剤

その他にいくつか注意が必要な薬剤について述べます．

〈アシクロビル/バラシクロビル〉
両薬剤とも抗ヘルペス薬であり，バラシクロビルはアシクロビルのプロドラッグになります．肝臓で代謝を受けることにより，バラシクロビルはアシクロビルに変化します．腎機能低下例ではアシクロビル脳症といわれる精神症状が出やすいため注意が必要です．必ず，eGFR（mL/分）を計算して投与量を調整する必要があります．添付文書を参考にするとよいと思われます．
またこの薬剤自体が腎障害を起こす可能性もありますので，注意が必要です．

〈メトホルミン〉
腎機能低下例では，重篤な副作用として乳酸アシドーシスを起こすことがありますので注意が必要です．軽度の腎機能障害では慎重投与，中等度以上の腎機能障害では禁忌とされています．目安として，国内臨床試験では血清Cre

値が男性で1.3 mg/dL以上，女性で1.2 mg/dL以上の症例は除外されていますので，そういった症例では投与は控えた方がよいでしょう．ただし血清Creでは年齢，体格によっては腎機能評価が過大評価されますので，やはりできればeGFR（mL/分）を測定して判断する方がよいと思います．例えば，文献2ではeGFR（mL/分）＜30で禁忌というように，より明確に判断できます．

- 基本はCreで腎機能を推定するのではなく，eGFR（mL/分）を計算し，添付文書もしくは引用文献1や2を参考に決めることが重要です．
- もし処方量が腎機能を過大に評価した量であると感じれば，医師への確認が必要になります．

◆ 文献
1）「サンフォード感染症治療ガイド2014」（菊池賢，橋本正良/監），表17A腎障害のある成人患者への抗感染症薬の投与量，ライフサイエンス出版，2014
2）「CKD診療ガイド2012」（日本腎臓学会/編），東京医学社，2012

第2章 ケーススタディで検査値を学ぶ

4 糖・脂質代謝の異常

<糖>

【代表的な基準値】*

検査項目	略記	単位	基準値
血清グルコース（血糖）	Glu	mg/dL	60〜110
ヘモグロビン・エイワンシー	HbA1c	%	4.6〜6.2

＊基準値は施設により異なる

【検査の目的】

高血糖や低血糖の有無，糖尿病その他の糖代謝異常の診断や重症度の評価など

【検査項目の概要】

▶ Glu

血液中のブドウ糖の濃度で，高血糖や低血糖の指標となります．インスリン不足によりブドウ糖が分解されず高血糖状態になります．

▶ HbA1c

赤血球中のヘモグロビンにブドウ糖が結合したもの（グリコヘモグロビン）で，高血糖状態が長く続くほど形成されやすくなります．赤血球の寿命を反映して過去1〜2カ月の血糖の状態を推定できます．

<脂質>

【代表的な基準値】*

検査項目	略記	単位	基準値
総コレステロール	TC	mg/dL	150〜190
トリグリセライド	TG	mg/dL	50〜149
LDLコレステロール	LDL-C	mg/dL	70〜119
HDLコレステロール	HDL-C	mg/dL	40以上

＊基準値は施設により異なる

【検査の目的】

脂質異常症や動脈硬化，心臓病などの循環器障害の診断や重症度の評価

【検査項目の概要】

- ▶ LDLコレステロールは肝臓から全身に運ばれますが，血管内への蓄積により動脈硬化の原因となります．
- ▶ 一方，HDLコレステロールは血管内の余分なコレステロールを肝臓へ回収し，血中のコレステロールを減少させ，動脈硬化を防ぐ働きがあります．
- ▶ TG（トリグリセライド，中性脂肪）も血液中に過剰に蓄積されると動脈硬化の原因となります．
- ▶ LDLコレステロール ＝ 総コレステロール － HDLコレステロール － TG ÷ 5 で求められます．

第2章 ケーススタディで検査値を学ぶ

4 糖・脂質代謝の異常
1) 血糖, HbA1c
薬剤性高血糖

末松篤樹

症例

- 85歳男性. リウマチ性多発筋痛症と診断され, 10日前からプレドニゾロンを服用開始しました.
- のどが渇き, 水分を多く摂ります. 夜間に排尿のためトイレによく行きます.
- 既往歴：2型糖尿病
- 使用薬剤：プレドニゾロン 5 mg 1回2錠 1日1回,
  ボグリボース（ベイスン®）0.3 mg 1回1錠 1日3回,
  ミチグリニド（グルファスト®）10 mg 1回1錠 1日3回

検査値〜服用開始10日後

WBC (/μL)	8,500	Hb (g/dL)	10.6	MCV (fL)	93.1
Plt (×10⁴/μL)	16.8	AST (IU/L)	15	ALT (IU/L)	17
Cre (mg/dL)	1.26	BUN (mg/dL)	27.2	Glu (mg/dL)	358
HbA1c (%)	8.3	CRP (mg/dL)	0.69		

検査値から何が読み取れるか

- 高血糖がみられます. 糖尿病患者の血糖コントロール目標は, 空腹時血糖130 mg/dL未満, 食後2時間血糖値180 mg/dL未満ですので, かなり高い数値であることがわかります.
- HbA1cも上昇しています. HbA1cは過去1〜2カ月間の平均血糖値を反映します. 糖尿病患者の血糖コントロール目標は, HbA1c 7.0％未満ですので, 持続的に高血糖であったことがわかります.

考えられる病態

- ステロイド(プレドニゾロン)には血糖値を上昇させる作用があります.
- ステロイドの用量が多ければ多いほど,血糖値を上昇させる作用も強くなります.
- ステロイド大量投与の場合は,投与後数時間から高血糖となることがあり,早めに血糖値を検査する必要があります.
- ステロイドが血糖値を上昇させるメカニズムは複数あります.肝臓における糖新生を亢進させたり,脂肪組織への糖の取り込みを阻害したりすることで,血糖値が上昇します.
- 本症例のように,以前より糖尿病がある場合は,ステロイド内服開始により血糖コントロールが悪化することが多いです.

チェックすべき症状

- 高血糖による症状である,口渇,多飲,多尿の有無をチェックします.
- 低血圧,頻脈,頻呼吸,意識障害,腹痛などの症状がみられる場合は,著しい高血糖(血糖値350 mg/dL以上)と脱水を伴う,糖尿病性ケトアシドーシスや高血糖性高浸透圧症候群という重篤な合併症を発症している可能性があり(→**Side Note**),すみやかに救急室を受診させます.
- 本症例では血糖値358 mg/dLと高値ですが,糖尿病性ケトアシドーシスや高血糖性高浸透圧症候群を示唆する症状はみられませんでした.

他に何が考えられるか

- 本症例の血液検査所見はプレドニゾロン服用開始10日後の結果であり,この時点でHbA1c 8.3%ということは,プレドニゾロン服用前から糖尿病の血糖コントロールが不良であったとわかります.
- 高血糖となる誘因には,ステロイド以外にも,①食べ過ぎや運動不足,②インスリンや血糖降下薬のコンプライアンス不良,③感染症,脳血管障害,心筋梗塞などの急性疾患の発症があります.
- 食事は腹八分目にできているか,日常的に運動できているか,服薬が指

示どおりにできているか，全身状態が悪くないか，発熱（感染症など），手足の動かしにくさ・歩行困難（脳血管障害など），胸痛（心筋梗塞など）などがないかを確認すると，高血糖の原因を知る手がかりになります．

どうするか

- ▶ まず患者に血糖降下薬を指示どおりに服薬できているかどうかを確認します．
- ▶ 医師に高血糖であることを伝え，血糖降下薬の追加やインスリンの導入を提案します．
- ▶ 医師に今後どれくらいの期間，どれくらいの用量でプレドニゾロンを処方する予定かを確認すると，今後の薬剤調整の参考になります．プレドニゾロンの減量が可能かどうかも確認するとよいでしょう．
- ▶ プレドニゾロンが減量されるにつれて，血糖コントロールも改善していきますので，血糖降下薬やインスリンの減量や中止ができる場合も多いです．

Side Note

糖尿病性ケトアシドーシス（DKA）
- ・1型糖尿病患者に多くみられます．
- ・高度のインスリン欠乏により発症します．
- ・インスリン欠乏によりブドウ糖を代謝できなくなり，エネルギー産生のため，代わりに脂肪の代謝が進むため，その副産物として尿ケトンや血清ケトンが陽性となり，代謝性アシドーシスを呈します．
- ・多尿，口渇，多飲，悪心，嘔吐，腹痛などを呈し，脱水が強く，呼吸困難，血圧低下，意識障害を生じることもあります．
- ・直ちに入院治療が必要です．

高血糖性高浸透圧症候群
- ・2型糖尿病患者に多くみられます．
- ・インスリン欠乏により発症しますが，DKAほど高度の欠乏ではありません．
- ・しばしば600 mg/dLを超える高血糖となります．
- ・高血糖による浸透圧利尿により，脱水症状が生じます．
- ・血清ケトンは陰性で，代謝性アシドーシスもありません．
- ・直ちに入院治療が必要です．

医師からひとことアドバイス

高血糖はよくみられる検査所見の1つです．高血糖の原因となる薬剤の有無や服薬コンプライアンスを確認し，糖尿病や高血糖による重篤な合併症を予防できれば，目の前の患者さんを救うことにつながります．

- ●血糖コントロール目標
  空腹時血糖：130 mg/dL 未満
  食後2時間血糖値：180 mg/dL 未満
  HbA1c：7.0％未満
- ●ステロイドには血糖値を上昇させる作用があり，糖尿病患者では血糖コントロールが悪化します．

高血糖の基礎知識

高血糖のメカニズム

①膵β細胞の破壊による絶対的インスリン欠乏
　1型糖尿病

②インスリンの相対的不足（インスリン分泌低下，インスリン抵抗性）
　2型糖尿病

③膵臓の破壊によるインスリン分泌低下
　膵外分泌疾患（膵炎，外傷，腫瘍，外科的切除），感染症（先天性風疹，コクサッキーBウイルス，サイトメガロウイルス）

④インスリンに拮抗するホルモンの過剰分泌
　内分泌疾患（Cushing症候群，先端巨大症，褐色細胞腫）

⑤肝臓における糖代謝異常
　肝疾患（肝炎，肝硬変，アルコール性肝障害）

⑥薬剤
　ステロイド，免疫抑制薬（シクロスポリン，タクロリムス），経口避妊薬，サイアザイド系利尿薬，ナイアシン，ペンタミジン，抗精神病薬

⑦インスリン抵抗性やホルモンによる血糖上昇作用
　妊娠

考えられる鑑別診断と頻度

高血糖の鑑別診断

カテゴリー	原因疾患	頻度
糖尿病	1型糖尿病	低い
	2型糖尿病	高い
	妊娠糖尿病	低い
膵外分泌疾患	膵炎，外傷，腫瘍，外科的切除	低い
内分泌疾患	Cushing症候群，先端巨大症，褐色細胞腫	低い
肝疾患	肝炎，肝硬変，アルコール性肝障害	低い
薬剤	ステロイド，免疫抑制薬（シクロスポリン，タクロリムス），経口避妊薬，サイアザイド系利尿薬，ナイアシン，ペンタミジン，抗精神病薬	中程度
感染症	先天性風疹，コクサッキーBウイルス，サイトメガロウイルス	低い

原因となり得る薬剤

高血糖を起こしやすい薬剤

分類	薬剤
感染症治療薬	キノロン系抗菌薬（モキシフロキサシン），抗HIV薬，ペンタミジン
抗精神病薬	クロルプロマジン，クロザピン，オランザピン，クエチアピン，リスペリドン
循環器系に作用する薬	β遮断薬（アテノロール，メトプロロール，プロプラノロール），高脂血症治療薬（ナイアシン），サイアザイド系利尿薬，昇圧薬（アドレナリン，ノルアドレナリン）
前立腺癌のホルモン療法	リュープロレリン
ステロイド	プレドニゾロン，ベタメタゾン
経口避妊薬	レボノルゲストレル・エチニルエストラジオール
成長ホルモン	ソマトロピン，テサモレリン
免疫抑制薬	シクロスポリン，タクロリムス

経過

- 高血糖を起こしやすい薬剤をいつから服用しているかを確認します．
- ステロイドによる高血糖は，投与後数時間で血糖値の上昇が顕著になることがあります．

リスク因子

- 糖尿病患者，特に血糖コントロール不良な患者は，薬剤性高血糖の発症頻度が高くなります．
- 統合失調症，心疾患，前立腺癌，リウマチ膠原病の患者は，上記薬剤を服用している可能性があり，注意を要します．

◆ 文献
1)「糖尿病治療ガイド 2014-2015」（日本糖尿病学会/編），文光堂，2014
2)「ステロイド薬の選び方・使い方ハンドブック」（山本一彦/編），羊土社，2007
3) UpToDate® : Pathogenesis of type 2 diabetes mellitus
4)「セイントとフランシスの総合外来診療ガイド」（清水郁夫，徳竹康二郎/監訳），メディカル・サイエンス・インターナショナル，2009

第2章 ケーススタディで検査値を学ぶ

4 糖・脂質代謝の異常
1）血糖，HbA1c
薬剤性低血糖

末松篤樹

症例

- 75歳男性．昨日から上半身裸になったり，独り言を言ったり，目つきがおかしいため，内科外来を受診しました．
- 既往歴：2型糖尿病
- 使用薬剤：グリメピリド（アマリール®）1 mg 1回1錠 1日2回，
  アナグリプチン（スイニー®）100 mg 1回1錠 1日1回，
  ミグリトール（セイブル®）50 mg 1回1錠 1日3回
- グリメピリドは内服中止の指示が出ていたが，普段どおり内服していた．

検査値

WBC (/μL)	8,000	Hb (g/dL)	8.2	MCV (fL)	93.4
Plt(×10⁴/μL)	15.3	AST (IU/L)	40	ALT (IU/L)	21
ALP (IU/L)	243	Cre (mg/dL)	1.58	BUN (mg/dL)	10.8
Glu (mg/dL)	26	Na (mEq/L)	142	K (mEq/L)	4.0
Cl (mEq/L)	107	CRP (mg/dL)	0.50		

検査値から何が読み取れるか

- 低血糖がみられます．血糖値70 mg/dL以下は，低血糖と判断します．
- Cre 1.58 mg/dLと上昇しており，腎機能低下があります．

考えられる病態

- 血糖降下薬の中止指示に従うことができず，低血糖を起こしたと考えられます．
- 特にスルホニル尿素薬（SU薬）であるグリメピリドは，インスリン分泌

を促進し，低血糖を起こしやすい薬剤です．
- ▶ DPP-4阻害薬であるアナグリプチンもインスリン分泌を促進する薬剤であり，SU薬と併用する場合には低血糖のリスクが増加します．
- ▶ 特に本症例のように，高齢者，腎機能低下が併存する場合には，重篤な低血糖を起こすことがあります．

チェックすべき症状

- ▶ 交感神経刺激症状や中枢神経症状がみられます．
- ▶ 交感神経刺激症状は，血糖値が正常の範囲を超えて急速に降下した結果生じます．発汗，不安，動悸，頻脈，手指振戦，顔面蒼白などがみられます．
- ▶ 中枢神経症状は，血糖値が50 mg/dL程度に低下したことにより生じる症状で，中枢神経のエネルギー不足を反映します．頭痛，眼のかすみ，空腹感，眠気（生あくび），50 mg/dL以下では意識レベルの低下，異常行動，けいれん，片麻痺などが出現し，昏睡に陥ります．
- ▶ 本症例でみられるような，高齢者の低血糖による異常行動は，認知症と間違われやすく注意が必要です．

他に何が考えられるか

- ▶ 血糖降下薬の種類や量の誤りのほかに，食事が遅れたり，食事量や炭水化物の摂取が少なかったりする場合，普段より強く長い運動を行った場合，飲酒や入浴をした場合も低血糖の誘因となります．
- ▶ 肝不全，腎不全，心不全，敗血症，副腎不全，インスリノーマも低血糖の原因となります．肝不全，腎不全は血液検査で確認できます．敗血症は発熱，頻脈，頻呼吸，白血球の上昇や低下がないかを確認します．副腎不全は倦怠感や食欲不振がある場合やステロイドの長期内服歴がある場合に疑います．インスリノーマは空腹時の低血糖をくり返す場合に疑います．

どうするか

- 血糖降下薬の中止を指示し，医師にすみやかにコンサルトします．
- 経口摂取が可能な場合は，ブドウ糖（5～20 g），ジュース，キャンディなどを摂取させます．
- 経口摂取が不可能な場合は，ブドウ糖や砂糖を口や歯肉に含ませます．
- 低血糖に備えて，外出時にはブドウ糖やジュースなどを持ち歩くように指導しましょう．

医師からひとことアドバイス

- 低血糖は，インスリン分泌を促進する血糖降下薬やインスリンを使用している糖尿病患者でよくみられますが，糖尿病がない患者でみられることは稀です．
- 低血糖では発汗，動悸，手指振戦，認知機能低下，異常行動，意識障害，片麻痺などのさまざまな症状がみられます．
- 低血糖はブドウ糖の投与で簡単に治療できるので，見逃さないように注意が必要です．

〈低血糖の定義〉
血糖値 70 mg/dL 以下
〈低血糖の症状〉
交感神経刺激症状：発汗，不安，動悸，頻脈，手指振戦，顔面蒼白
中枢神経症状：頭痛，眼のかすみ，空腹感，眠気（生あくび），認知機能低下，意識レベル低下，異常行動，けいれん，片麻痺

低血糖の基礎知識

低血糖のメカニズム

- インスリンは筋，脂肪組織へ作用しブドウ糖を細胞内へ取り込み，血糖を低下させます．肝臓にも作用し糖新生の抑制やグリコーゲン合成を促進し，血糖を低下させます．そのため，インスリンが過剰になると低血糖になります．
- 一方，インスリンを介さない低血糖もあります．
敗血症ではグリコーゲンの枯渇，糖新生の障害，末梢組織での糖の消費の亢進といった複合病態で低血糖になります．
神経性食思不振症や吸収不良症候群では，糖の摂取不足が原因となります．
アルコールは肝臓における糖新生を抑制するため，低血糖を引き起こすことがあります．
肝不全では肝臓でグリコーゲンを十分に蓄えられないことが低血糖の原因となります．
糖新生の一部は腎臓で行われており，腎不全も低血糖の原因となります．
心不全によりうっ血肝となり，グリコーゲン代謝や糖新生が障害され低血糖になることがあります．

①インスリンを介した低血糖
薬剤（インスリン，インスリン分泌促進薬），インスリノーマ

②インスリンを介さない低血糖
アルコール，肝不全，腎不全，心不全，敗血症，神経性食思不振症，吸収不良症候群，副腎不全，肝細胞癌，線維肉腫，上皮細胞由来の腫瘍

考えられる鑑別診断と頻度

カテゴリー	原因疾患	頻度
薬剤	インスリン，インスリン分泌促進薬，アルコールなど	高い
致命的な疾患	肝不全，腎不全，心不全，敗血症	中程度
栄養不良	神経性食思不振症，吸収不良症候群	低い
ホルモン欠乏	副腎不全	低い
腫瘍	肝細胞癌，線維肉腫，上皮細胞由来の腫瘍	低い
内因性インスリン分泌過剰	インスリノーマ	低い

🔴 原因となり得る薬剤

低血糖を起こしやすい薬剤

分類	薬剤
インスリン	インスリン
血糖降下薬	スルホニル尿素薬，速効型インスリン分泌促進薬，DPP-4阻害薬，ビグアナイド薬，チアゾリジン薬，α-グルコシダーゼ阻害薬
アルコール	アルコール
抗不整脈薬	シベンゾリン
抗菌薬	ペンタミジン
NSAIDs	インドメタシン
ホルモン剤	グルカゴン（上部内視鏡検査の前処置）
抗躁薬	リチウム

🔴 経過

スルホニル尿素薬による低血糖は，低血糖が長引いたり，一度意識が回復しても再び低血糖になったりすることが多いので，入院治療が勧められます．

🔴 リスク因子

インスリンや低血糖についての知識不足，インスリン注射量の誤り，血管内へのインスリン注射，インスリン分泌が枯渇（1型糖尿病など），食欲不振や嘔吐・下痢などのシックデイ，食事の遅れや食べない，食事・運動療法をはじめて間もない，中等度以上の強度の運動後，アルコール多量摂取，中等度以上の肝機能障害，中等度以上の腎機能障害，胃切除術後，高齢者などがリスク因子となります．

◆ 文献

1）「糖尿病治療ガイド 2014-2015」（日本糖尿病学会/編），文光堂，2014
2）UpToDate® : Hypoglycemia in adults : Clinical manifestations, definition, and causes
3）「重篤副作用疾患別対応マニュアル 低血糖」平成23年厚生労働省

4 糖・脂質代謝の異常
2) TC, LDL-C, HDL-C, TG
他疾患で治療中に偶発的に見つかった脂質異常症への対応

宮川 慶

症例

- 70歳代男性．リウマチ性多発筋痛症の診断となり，2カ月前からステロイドを内服開始しました．
- 使用薬剤：プレドニゾロン 5 mg 錠 1回3錠 1日1回 朝食後

検査値～服用開始2カ月後

WBC (/μL)	8,400	RBC (×10⁴/μL)	471	Plt (×10⁴/μL)	23.2
BUN (mg/dL)	21.5	Cre (mg/dL)	0.99	HbA1c (NGSP) (%)	6.3
Glu (mg/dL)	109	TC (mg/dL)	267	TG (mg/dL)	215
LDL-C (mg/dL)	182	HDL-C (mg/dL)	39	CRP (mg/dL)	0.69

検査値から何が読み取れるか

- TC, TG, LDL-Cが高値を呈しており，HDL-Cが低値を呈しています．
- LDL-Cの値は「Friedewaldの式」で以下のように計算することもできます．

  LDL-C = TC − HDL-C − TG/5

考えられる病態

- 脂質異常症が疑われます．「動脈硬化性疾患予防ガイドライン2012年版」によると，脂質異常症の診断基準は以下のようになります．

LDL-C	140 mg/dL 以上
HDL-C	40 mg/dL 未満
TG	150 mg/dL 以上

- 過食や運動不足などによる肥満，ストレス，喫煙などの乱れた生活習慣により起こってきた可能性があります．
- ステロイド投与前には認めなかった脂質代謝異常が，本疾患の治療開始後に出現してきていることから，ステロイドの副作用であると考えられます．また，投与量や治療期間によっても誘発される脂質異常症の程度が変わってくるといわれています．

チェックすべき症状

- 脂質異常症は，特徴的な自覚症状をきたすことがありません．したがって，治療の必要性を自覚したり，継続したりすることが難しいことがあります．
- 家族性高コレステロール血症の場合には，腱黄色腫としてアキレス腱の肥厚（X線軟線撮影で9mm以上で診断），足底黄色腫，結節状の黄色腫，角膜環などがみられることがあります[1]．
- 高トリグリセライド血症（500 mg/dL以上）の場合，膵炎のリスクが上昇しますので，腹痛の有無にも注目しましょう．

他に何が考えられるか

- 二次性の脂質異常症の確認をする必要があります（→p.154）．
- 高トリグリセライド血症においてTG 400 mg/dL以上の場合，遺伝的要素の検索をした方がよいでしょう．家族性高コレステロール血症が代表的です．またTG 1,000 mg/dL以上になる場合には，高カイロミクロン血症を考えます[2]（→p.154）．

どうするか

- ステロイド内服の副作用として脂質異常症が出現していると考えられる場合，通常ステロイドを中止することができないケースがほとんどであると考えます．
- ステロイドを急に中止することは，ステロイド離脱症候群を誘発する可能性が高く，非常に危険です．

- 脂質異常症は冠動脈疾患のリスクですので，それ以外の冠動脈疾患リスクファクターの検索を進める必要があります．リスクファクターには他に喫煙，高齢，肥満，糖尿病，家族歴などが挙げられます[3]．
- 二次性脂質異常症のなかには薬剤性のものがあり，内服薬の確認も重要です（→p.155）．もし，これらの薬剤を内服中であれば，医師に報告し，中止，減量可能なものがあるか検討してください．

医師からひとことアドバイス

- コレステロールの血液検査はルーチンでは測定されないことが多いため，ステロイドをはじめ脂質異常症をきたす薬剤を内服中であれば，医師に血液検査による評価を提案することを検討してください．特に冠動脈疾患にすでに罹患している症例では重要になります．
- ステロイド自体が，高血圧，肥満，糖・脂質代謝に影響を与え，心血管イベントのリスクを上昇させます．脂質異常だけでなく，それ以外の冠動脈疾患リスクファクターについてもあわせて厳密に評価，観察していく必要があるといえます．

- 脂質異常症のうち，二次性のものは約40％を占めるといわれており，薬剤性のものも頻度が高いため，内服薬の確認が重要です．
- 脂質異常症のなかには遺伝性のものがあり，特に家族性高コレステロール血症は頻度も比較的高く，若年性の冠動脈疾患の重要なリスク因子になるため，発見することが重要になります．

脂質代謝異常の基礎知識

ステロイドによる脂質代謝異常のメカニズム

ステロイドによる脂質異常症は2つの機序があるといわれています．
- 肝臓でのVLDL合成促進によりLDLとTGの増加をもたらす一次的なもの
- 食欲増進作用や中心性肥満による二次的なもの

二次性脂質異常症の鑑別診断

二次性脂質異常症：脂質異常症の約40％を占めるといわれています．頻度が高いものは，糖尿病，薬剤性，肝・胆道系疾患，甲状腺機能低下症，慢性腎不全など．

カテゴリー	疾患名
内分泌	糖尿病，甲状腺機能低下症，Cushing症候群
肝胆道系	急性肝炎，胆石症，原発性胆汁性肝硬変
腎疾患	ネフローゼ症候群，慢性腎不全
免疫異常	SLE，単クローン性免疫グロブリン血症
その他	アルコール，肥満，喫煙，運動不足

文献4を参考に作成

その他知っておきたい疾患

①家族性高コレステロール血症

常染色体優性遺伝形式の疾患で，LDL受容体変異をもとにコレステロール合成が増加します．約500人に1人がヘテロ接合性のキャリアで，100万人に1人がホモ接合性の患者です．若年の冠動脈疾患の原因となります．薬剤による積極的な治療が求められます[2]．

②高カイロミクロン血症

- 血清静置試験などによりカイロミクロンを証明することで診断できます．血清TG値1,000 mg/dL以上でこの所見が出現するとされます．
- 一般的に高トリグリセライド血症の遺伝的素因をもつ患者に後天的な要素が加わった場合に生じると考えられており，腹痛，肝腫大，脾腫，発疹性黄色腫，網膜脂質症（TG 4,000 mg/dL以上でみられる），膵炎などを起こします．記憶喪失，認知症，うつ症状，末梢神経障害もみられることがあります．

原因となり得る薬剤

サイアザイド系利尿薬，β遮断薬，ステロイド，エストロゲン，プロゲステロン，レチノイド，プロテアーゼ阻害薬，経口避妊薬など[2]．

経過

- ステロイドの投与量，期間によって重症度が変わってきます．
- ステロイドを減量，中止できない場合が多く，治療については主にスタチンの使用が推奨されています．しかし，高トリグリセライド血症が主である場合には，フィブラート系を使用することも検討してよいでしょう．
- その他の薬剤でも，まずは減量，中止，他薬への変更が可能か判断します．それと同時に食事療法，運動療法を開始していきます．これでも改善が乏しい場合には，第一選択としてスタチンで治療開始となります．

リスク因子

腎機能障害，喫煙，アルコール，過食や運動不足など乱れた生活習慣など

◆ 文献

1）「内科診療シークレット第2版」（福井次矢，野口善令/監訳），メディカル・サイエンス・インターナショナル，2006
2）「ワシントンマニュアル第11版」（高久史麿，他/監訳），メディカル・サイエンス・インターナショナル，2008
3）「循環器内科アップグレード」（池田宇一/監訳），メディカル・サイエンス・インターナショナル，2010
4）「病気が見えるvol.3 糖尿病・代謝・内分泌」（医療情報科学研究所/編），メディックメディア，2014

5 炎症反応の異常

【代表的な基準値】*

検査項目	略記	単位	基準値
C反応性蛋白	CRP	mg/dL	<0.3

＊基準値は施設により異なる

【検査の目的】
炎症反応の有無の評価や，感染症・リウマチ膠原病の活動性のグローバルな指標

【検査項目の概要】
CRPは，感染症を代表とする炎症により刺激されたマクロファージや間葉系細胞が分泌するIL-6などのサイトカインに反応して肝で合成される急性期反応性タンパクです．CRP高値は非特異的な所見であり，非常に多くの疾患や病態でCRP高値を認めるため，「CRP高値＝細菌感染症」とはいえません．また，CRPの数値が重症度を表すものでもありません．

第2章 ケーススタディで検査値を学ぶ

5 炎症反応の異常
CRP

福田 徹

症例

- 75歳女性．身長150 cm，体重 42 kg．主訴：体の痛み．
- 1カ月前から全身倦怠感，食欲不振あり．ここ1週間は両肩から背中，お尻にかけて痛みがあり歩けない．外傷歴なし．
- 使用薬剤：なし

検査値

WBC (/μL)	5,200	リンパ球 (%)	31	単球 (%)	5
好中球 (%)	62	好酸球 (%)	1	好塩基球 (%)	1
Hb (g/dL)	13.6	MCV (fL)	88	Plt (×10^4/μL)	23.7
AST (IU/L)	24	ALT (IU/L)	18	γGTP (IU/L)	17
CK (IU/L)	83	BUN (mg/dL)	15.2	Cre (mg/dL)	0.63
CRP (mg/dL)	8.3	ESR	50 mm (1時間値)	リウマトイド因子	陰性

- リウマチ性多発筋痛症と診断され，プレドニゾロン 15 mg/日を開始しました．

検査値から何が読み取れるか

- CRP高値を認めます．
- 薬剤が原因となってCRP高値となることは稀です．
- 薬剤師の皆様がCRP高値をみたら，何が原因でCRP高値となっているか医師記録などで確認する必要があります．実際は原因不明のことも稀ならずあります．
- CRP高値はきわめて非特異的な所見です．非常に多くの疾患でCRP高値を認めるため，CRP高値を認めるからこの疾患といえる検査ではありません（**表1**）．

- CRP高値をみたら，詳細な病歴聴取，身体所見，その他の検査所見と合わせて原因疾患を考えなければなりません．
- CRPの数値で重症度が決まるわけではありません．例えば肺炎の患者でCRPが2 mg/dLの患者と20 mg/dLの患者では，必ず20 mg/dLの患者の方が重症というわけではありません．CRPが2 mg/dLでも発熱が長期間持続し呼吸状態が悪ければ，当然この患者の方が重症です．

考えられる病態

- リウマチ性多発筋痛症は原因不明の疾患で，高齢者の体幹部に近い筋肉の痛みやこわばりが主な症状です．
- CRP高値を認めることが多いですが，他に特徴的な検査所見はありません．

チェックすべき症状

- Birdの診断基準（表2）が参考になります．
- 本症例では，CRP高値と合わせて，高齢者の体幹部に近い筋肉の痛みがあることからリウマチ性多発筋痛症を疑い，詳細な病歴聴取を行って診断しました．

表1　CRPが上昇する代表的な疾患

疾患名	頻度
感染症（ウイルス，細菌，真菌，抗酸菌）	高い
リウマチ熱	低い
結節性紅斑	低い
リウマチ性疾患（関節リウマチ，若年性慢性関節炎，強直性関節炎，乾癬性関節炎，血管炎，リウマチ性多発筋痛症，反応性関節炎）	高い
クローン病	中程度
家族性地中海熱	稀
組織傷害・壊死（大動脈解離，深部静脈血栓症，心筋梗塞，腫瘍塞栓，急性膵炎，手術後，熱傷後，骨折後）	中程度
悪性腫瘍（リンパ腫，癌，肉腫）	高い

文献1より引用

表2 Birdの診断基準[2]

① 両肩の疼痛，こわばり
② 2週間以内の急性発症
③ 赤沈の亢進40 mm（1時間値）以上
④ 1時間以上持続する朝のこわばり
⑤ 65歳以上
⑥ うつ症状または体重減少
⑦ 両側上腕部筋肉の圧痛

3項目以上で診断する

- 側頭動脈炎を合併することがあり，頭痛，眼症状，側頭動脈の圧痛の有無のチェックが必要です．

他に何が考えられるか

- 関節リウマチ，筋炎，悪性腫瘍，感染性心内膜炎などさまざまな病態でCRP高値を認めます．
- 関節リウマチや筋炎は，リウマチ性多発筋痛症と似た症状を起こすこともありますが，関節リウマチではリウマトイド因子陽性，筋炎ではCK上昇を認めることが多いです．

どうするか

- プレドニゾロン15 mg/日で治療を開始しました．
- 1週間程度で症状は改善し，2週間後の血液検査でCRPは陰性化しました．
- その後，2週間ごとに2.5 mg/日ずつ，10 mg/日以下では1カ月ごとに1 mg/日ずつ減量します[3]．
- 減量に伴い再燃することが多く，注意深い経過観察が必要です．
- 症状の増悪やCRP上昇を認めたらステロイド増量を検討します．

医師からひとことアドバイス

- CRP高値を認めると，すぐに細菌感染症と診断され，抗菌薬治療が開始される場面をみますが，この判断は間違っています．細菌感染症以外に

CRP高値を認める疾患は山ほどあります．
▶ CRP高値が続くと，「この抗菌薬は効いていない」とすぐに抗菌薬が変更される場面をみますが，この判断も間違っています．CRPは遅れて変化します．症状が改善していても，数日後の血液検査でCRPが上昇していることはよくありますが，治療に失敗しているわけではありません．患者の臨床症状や病状の推移を正確に評価しなければなりません．

- ＜基準値＞ CRP 0.3 mg/dL 未満
- 非特異的な検査値であり，異常値だからこの疾患といえる検査ではありません．
- 数値が高ければ重症という検査ではありません．
- 遅れて変化します．

ESR の基礎知識

赤沈値（ESR）亢進は，多くの炎症性疾患や組織破壊性病変などCRP陽性とほぼ同様の病態で認められます．ここでは赤沈値（ESR）について解説します．

▶ 赤沈値（ESR）

試験管内の血液に抗凝固剤を加えて放置すると，赤血球が試験管の底に沈み，血漿が上方に分離されます．垂直に立てた試験管の中で，血漿の液面から，1時間で沈んだ赤血球の上面までの長さが赤沈値（erythrocyte sedimentation rate：ESR）です（図）．

基準値

成人男性：15 mm 未満（1時間値）
成人女性：20 mm 未満（1時間値）
（高齢者では男性20 mm以上，女性30 mm以上で赤沈亢進と考えてよい．新生児では赤血球数が多いため0〜2 mm程度である）

異常値がでるメカニズム

- 赤沈は一見簡単な現象ですが，その本態について完全に解明されていません．
- 正常の血液では，赤血球は負に帯電しており，赤血球同士は互いに反発し合い，凝血塊をつくることはほとんどありません．さまざまな原因で正に

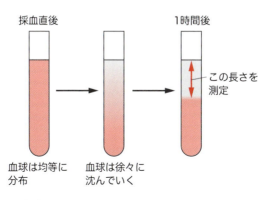

図　赤沈とは

帯電した蛋白質（フィブリノゲン，免疫グロブリンなど）が増加すると，赤血球同士が電気的反発力に打ち勝って互いに付着し凝血塊をつくり，赤沈値が亢進します[4]．
- 赤血球がコインを重ねたように付着している所見は連銭形成と呼ばれます．

考えられる鑑別診断
- 赤沈値亢進は，多くの炎症性疾患や組織破壊性病変などCRP陽性とほぼ同様の病態で認められます．
- 貧血の患者では赤血球同士の反発が弱まり，赤沈値が亢進します．逆に多血症では1時間値が2mm以下になるなど，赤沈値の遅延を認めることがあります．

◆ 文献
1)「診断に自信がつく検査値の読み方教えます！」（野口善令/編），羊土社，2013
2) Bird HA, et al：An evaluation of criteria for polymyalgia rheumatica. Ann Rheum Dis, 38：434-439, 1979
3)「今日の治療指針」（山口徹，北原光夫/監），医学書院，2014
4)「異常値の出るメカニズム」（河合忠，他/編），医学書院，2008

6 CKの異常

【代表的な基準値】*

検査項目	略記	単位	基準値
クレアチンキナーゼ	CK	IU/L	男 50〜200 女 40〜170

*基準値は施設により異なる

【検査の目的】

- 筋障害（運動後，横紋筋融解症，甲状腺機能低下症，皮膚筋炎，多発性筋炎，重症筋無力症，筋ジストロフィーなど）の評価．
- 急性心筋梗塞の評価．

【検査項目の概要】

- CKはクレアチンリン酸の合成・分解を触媒する酵素であり，正常血清では，骨格筋由来のCK-MMが95％，心筋由来のCK-MBが5％，脳由来のCK-BBが1％程度の割合で存在します．
- 筋細胞の傷害により，細胞内のCKが血液中に流出し，血中濃度が上昇します．
- 筋疾患や甲状腺機能低下症ではCK-MMが上昇し，急性心筋梗塞ではCK-MMとCK-MBが上昇します．

第2章 ケーススタディで検査値を学ぶ

6 CKの異常
CK上昇

野口善令

症例

- 60歳代男性．統合失調症の既往があり，数年来加療中です．
- 使用薬剤：クエチアピン，ハロペリドール，フルニトラゼパム

検査値

WBC（/μL）	9,200	リンパ球（%）	19.5	単球（%）	7.7
好中球（%）	70.0	好酸球（%）	2.5	好塩基球（%）	0.3
Hb（g/dL）	15.0	MCV（fL）	90.5	Plt（×10^4/μL）	31.1
AST（IU/L）	94	ALT（IU/L）	40	γGTP（IU/L）	48
BUN（mg/dL）	24.2	Cre（mg/dL）	1.46	CRP（mg/dL）	1.74
CK（IU/L）	7,946	PT-INR	−	HbA1c（%）	−

検査値から何が読み取れるか

- 著明なCK上昇がみられます．
- BUN，Creの上昇も認めます．

考えられる病態

- 横紋筋融解症とそれに伴うミオグロビン尿症（腎機能障害）の病態を疑います．
- 横紋筋融解症とは，骨格筋（横紋筋細胞）が壊死・融解し，筋細胞内の成分（CK，ミオグロビンなど）が血液中に流出する病態です．
- CK上昇（1,500～100,000 IU/L）がみられます．
- CK値が高いと，ミオグロビン尿症による急性腎不全のリスクが高くなります（→Side Note）．

▶ 向精神薬を服用中ですので，悪性症候群に合併する横紋筋融解症の可能性もあります（→**Side Note**）．

チェックすべき症状

▶ 筋強剛，体温上昇，発汗，意識状態の変化，頻脈などがあれば悪性症候群が疑われます．
▶ 筋肉痛，筋力低下，尿量減少，赤褐色尿の有無を確認します．これらが存在すれば，重症の横紋筋融解症で，かつミオグロビン尿症を伴っている可能性があります．なお，横紋筋融解症でも軽症ではこれらの症状は必ずしも出現するとは限りません．
▶ 悪性症候群，重症横紋筋融解症とも致死性病態で緊急治療が必要です．
▶ 薬剤性横紋筋融解症（特に脂質異常症治療薬や向精神薬などによる）は非常にコモンな原因ですので，内服歴を確認します．特に最近変更したり，新規に開始した薬剤がないか，聞き出します．
▶ 他の頻度の高い原因である長時間の筋圧迫，外傷歴，激しい運動などの病歴がないか確認します．

他に何が考えられるか

▶ 横紋筋融解症の頻度の高い原因は，薬剤，筋肉へのダメージ（酷使，圧迫，外傷・打撲）などですが，原因は**p.168表**のように多彩です．

Side Note

ミオグロビン尿症による急性腎不全
・ミオグロビンはヘモグロビンに似たヘム蛋白で，筋細胞に含まれます．横紋筋融解症ではミオグロビンが血中に遊離し腎から排泄されますが，腎毒性があるため急性尿細管壊死による腎不全の原因となります．
・コーラ色の尿，血清ミオグロビン上昇，尿中ミオグロビン陽性，血清クレアチニン上昇（急性腎不全）がみられます．
・確定診断は，血清ミオグロビン上昇，尿中ミオグロビン陽性ですが，血清CK上昇＋尿潜血強陽性＋尿沈渣赤血球陰性で臨床診断するのが通常です．

▶ 頻度の高い原因がなさそうであれば，他の原因を検索していきます．中には，明らかな原因がはっきりしない原因不明の横紋筋融解症もあります．

どうするか

▶ 服用中の薬剤をいったん中止して，すみやかに受診することを勧めます．
▶ この症例では，CK上昇に加えて腎障害があるため，入院加療が必要になると予想されます．

入院後の経過でわかったこと

▶ 社会生活は何とか可能な安定した統合失調症で，内服薬はこの数年来変

Side Note

悪性症候群
DSM-Ⅳの診断基準
以下のA〜Dを認める
A．神経遮断薬の使用に伴う重篤な筋強剛と体温上昇の発現
B．以下の2つ以上
❶発汗
❷嚥下困難
❸振戦
❹尿失禁
❺昏迷から昏睡までの範囲の意識水準の変化
❻無言症
❼頻脈
❽血圧の上昇または不安定化
❾白血球増多
❿筋損傷の臨床検査所見（例：CKの上昇）
C．基準AおよびBの症状は，他の物質（例：フェンシクリジン）または神経疾患または他の一般身体疾患（例：ウイルス性脳炎）によるものではない
D．基準AおよびBの症状は，精神疾患（例：緊張病性の特徴を伴う気分障害）ではうまく説明できない

更はありませんでした．1週間前に微熱，嘔吐，下痢があり，水分食事をほとんど摂らなくなりました．3日前から両手足の痛みと脱力が出現して這いずって生活するようになりました．排尿回数も減少し，1日1回あるかないかになりました．
- 上肢は両側ゆっくり挙上可能，下肢は膝立が限界で挙上不可，上腕，前腕，大腿の筋把握痛がありますが，筋強剛，体温上昇は認めませんでした．
- 検尿所見は，褐色尿，潜血反応（3＋），沈渣赤血球＜1個/5視野と解離がみられ，ミオグロビン尿症が疑われました．後に尿中ミオグロビン陽性と判明しました．
- 向精神薬/睡眠薬にウイルス性胃腸炎による脱水が加わって発症した横紋筋融解症＋ミオグロビン尿症が疑われました．薬剤の中止と補液により，自覚症状は消失し，検査所見も正常に回復しました．

- 横紋筋融解症は，薬剤，筋肉へのダメージが2大原因です．CK上昇をみた場合は，この2つから鑑別していくのが効率的です．
- 薬剤性横紋筋融解症では，症状がなく軽度〜中等度のCK上昇のみがみられる場合も多くあります．
- 新規薬剤開始後，数カ月以内に発症することが多いですが，数年服用している薬剤でも，併用薬の変更や，運動，感染症，脱水などの負荷が加わった際に発症することもあります．

CK上昇の基礎知識

● CK上昇のメカニズム

- CK（クレアチンキナーゼ）は，骨格筋，心筋などに存在する酵素です．
- 筋細胞の傷害により，筋細胞内のCKが血液中に漏れ出し，血中濃度が上昇します．いわゆる逸脱酵素です．
- CKには働きが同じでも分子構造が異なるアイソザイムが存在しています．組織によって分布する割合が異なるため，CK高値の場合はアイソザイムを調べることで障害を受けている組織を調べることができます．CKのアイソザイムは以下の3種類です．
  - CK-MM：骨格筋に多く含まれ，筋疾患（筋ジストロフィー，炎症性筋疾患），甲状腺機能低下症，運動後などで高値を示します．
  - CK-MB：心筋に多く含まれ，心疾患（心筋梗塞，心筋炎）などで高値を示します．
  - CK-BB：脳，子宮，腸管に多く含まれ，脳疾患（脳血管障害，てんかん，頭蓋内損傷）や悪性腫瘍などで高値を示します．

● 考えられる鑑別診断と頻度

CK上昇の鑑別診断

カテゴリー	原因疾患	頻度
外傷	挫滅症候群（クラッシュ症候群），外傷，重症熱傷，電撃傷	比較的高い
運動	激しい運動，けいれん後	高い
筋組織の低酸素	長時間の筋肉圧迫（不動*など），動脈閉塞，コンパートメント症候群	比較的高い
薬剤	脂質異常症治療薬や向精神薬など 詳細は次ページの表参照	非常に高い
環境要因	熱射病，低体温	低い
感染症	ウイルス感染症（インフルエンザウイルス，アデノウイルス，パラインフルエンザウイルス，コクサッキーウイルス，HIVウイルスなど） 細菌感染症（レンサ球菌，レジオネラ，サルモネラ，ブドウ球菌，リステリアなど）	低い

次ページに続く

カテゴリー	原因疾患	頻度
電解質異常	低Na血症，高Na血症，低P血症，低K血症，低Ca血症など	低い
内分泌疾患	甲状腺機能亢進症，甲状腺機能低下症，糖尿病性ケトアシドーシス，非ケトン性高浸透圧性昏睡	低い
筋疾患	遺伝性筋疾患，炎症性筋疾患など	低い
その他	悪性症候群，悪性高熱，毒蛇咬傷	稀
原因不明		

＊意識障害や骨折などで同じ姿勢から動かず長時間経過した場合

原因となり得る薬剤

CK上昇を起こしやすい薬剤

カテゴリー	薬剤	備考
脂質異常症治療薬	HMG-CoA還元酵素阻害薬（スタチン），フィブラート	多い
向精神薬，抗うつ薬	ハロペリドール，クロルプロマジン，リスペリドン，クエチアピン，選択的セロトニン再取り込み阻害薬（SSRI）など	多い 一部は悪性症候群，セロトニン症候群を介して発症する
抗菌薬	ニューキノロンなど	多い
睡眠薬	バルビツレート，ベンゾジアゼピン	
麻酔薬，筋弛緩薬	スキサメトニウムなど	悪性高熱を介して発症する
違法薬物	麻薬（ヘロイン，コカイン），覚醒剤	
その他	コルヒチン，シクロスポリン，ステロイド，アルコール，オメプラゾールなど	

第2章 ケーススタディで検査値を学ぶ

❻ CKの異常
炎症性筋炎

花木奈央

症例

- 50歳代男性．身長159 cm，体重56 kg．数ヵ月前から疲れやすさを自覚しており，数週間前から特に段差がなくてもつまずくことが多くなり，受診しました．
- 使用薬剤：特になし

検査値

WBC (/μL)	7,500	Hb (g/dL)	12.4	Ht (%)	39.8
Plt (×10⁴/μL)	14.1	TP (g/dL)	6.0	Alb (g/dL)	3.7
AST (IU/L)	120	ALT (IU/L)	40	LDH (IU/L)	597
γGTP (IU/L)	47	ChE (IU/L)	67	CK (IU/L)	1,769
T-Bil (mg/dL)	0.62	BUN (mg/dL)	20.1	Cre (mg/dL)	0.32
Glu (mg/dL)	150	CRP (mg/dL)	2.83		

検査値から何が読み取れるか

- AST，LDH，CKの上昇がみられます．これらは細胞に含まれる酵素で，臓器や組織が損傷を受けると高い値を示します．
- AST，LDHは肝臓・心筋・骨格筋・赤血球に多く含まれます．特にCKは筋逸脱酵素とも呼ばれ，骨格筋・心筋に多く含まれており，これらの組織が損傷を受けたときに上昇します．
- また，CRPの上昇もみられ，何らかの炎症が存在する可能性が示唆されます．

考えられる病態

- 炎症性筋炎（多発性筋炎，皮膚筋炎）が疑われます．

- CK上昇をきたす疾患は複数ありますが（→**p.168**），持続する筋力低下，検査値異常から炎症性筋炎が最も考えられます．
- 多発性筋炎は四肢近位筋・頸部に対称性に筋力低下をきたす慢性の炎症性疾患です．特徴的な皮膚症状を伴う場合は皮膚筋炎と呼ばれます．
- 炎症性筋疾患の確定診断には，筋電図やCT，MRIの画像検査，特異的な自己抗体である抗Jo-1抗体の測定などを実施します．
- 炎症性筋疾患の治療はステロイドが主体となりますが，状況に応じて免疫抑制薬や免疫グロブリンが併用されることがあります[1]．詳しくは成書を確認してください．
- 予後や進行速度はさまざまですが，高齢者，進行する間質性肺炎や悪性腫瘍，心筋炎を伴う場合は予後不良といわれています．

チェックすべき症状

- 筋力低下の存在している部位，程度を調べます．筋痛を伴うこともあります．
- 皮膚筋炎に特徴的な症状としては，上眼瞼部にみられる紫紅色の腫れぼったい紅斑（ヘリオトロープ疹），指関節背面にみられる盛り上がった紅斑（ゴットロン徴候）や膝や肘の紅斑があり，疾患特異性が高いといわれています[2]．
- 間質性肺炎や悪性腫瘍・心筋障害が合併することが知られており，呼吸・消化器なども含めた詳細な問診を行います．

他に何が考えられるか

- CK上昇は薬剤性にも生じるため，内服薬の確認が必要です（→**p.169**）．また，CK上昇は健康な人であっても，激しい運動や肉体労働などの後にも生じます．
- CK上昇に筋力低下を伴う疾患としては，筋ジストロフィーなどの筋疾患以外にも，甲状腺機能亢進症・低下症や副甲状腺機能亢進といった内分泌疾患，感染症に伴う筋炎などがあります．筋力低下の罹患分布や経時変化が診断において重要なキーワードになります．

▶ 筋力低下を伴わない疾患としては，急性心筋梗塞や心筋炎でCK上昇をきたします．両方とも直ちに受診が必要な疾患であり，胸の痛みや息苦しさなどがないか確認します．

どうするか

▶ CK上昇をきたし得る薬剤を内服していないか確認します．新しく内服を開始した薬や変更になった薬に特に注意します．
▶ 薬剤性が否定的である場合は，炎症性筋炎などの筋疾患の可能性について医師にコンサルトをします（受診を勧める）．
▶ 呼吸困難など間質性肺炎・心筋障害を疑う症状がある場合は，直ちに受診するように勧めます．

医師からひとことアドバイス

▶ 炎症性筋炎は，筋力低下やだるい，という症状から「疲れ」とされ，受診が遅れることもありますが，悪性腫瘍などの合併疾患を伴うこともある疾患です．炎症性筋炎が疑われる場合は，医師へのコンサルトが必要です．

まとめ

- CK上昇に関する明確な定義はありませんが，
  基準値：男 50～200 IU/L
  　　　　女 40～170 IU/L
  の上限を超える場合は，CK上昇と判断されます．
- 薬剤によるCK上昇は頻度が高く，使用薬剤の確認が必要です．
- 炎症性筋炎は，四肢近位筋を中心に筋力低下をきたす慢性の炎症性疾患です．

CK上昇の基礎知識については前項（→p.168）をご参照ください．

◆ 文献
1）五野貴久, 川口鎮司：筋炎治療の動向. 炎症と免疫, 22：202-207, 2014
2）沖山奈緒子：皮膚筋炎の皮疹. 炎症と免疫, 22：190-194, 2014

第2章 ケーススタディで検査値を学ぶ

6 CKの異常
脂質異常症の治療中の異常値について

宮川 慶

症例

- 70歳代女性．アルコール性肝障害，脂質異常症と診断されており，ピタバスタチンを内服開始しました．約3カ月半経過してから疲れやすさ，下肢の筋肉痛，しびれなどの症状を認めました．
- 使用薬剤：ピタバスタチン（リバロ）2 mg錠 1回1錠 1日1回 夕食後

検査値〜服用開始4カ月後

WBC (/μL)	5,600	RBC (×10⁴/μL)	427	Plt (×10⁴/μL)	32.9
BUN (mg/dL)	18.8	Cre (mg/dL)	0.82	CK (IU/L)	2,623
AST (IU/L)	126	ALT (IU/L)	74	TC (mg/dL)	176
TG (mg/dL)	114	LDL-C (mg/dL)	78	HDL-C (mg/dL)	64
CRP (mg/dL)	0.46				

検査値から何が読み取れるか

- 高CK血症が認められます．
- そのほか，AST優位のトランスアミナーゼ上昇を認めます．

考えられる病態

- CK，ASTの上昇がみられ，筋組織の障害を考えます．疲れやすさ，下肢の筋肉痛を認めることから筋組織のなかでも骨格筋に問題があるのでは？と考えます．
- リバロ内服開始後に起きたCK，AST上昇を伴う筋症状は，横紋筋融解症を第一に疑います．
- 横紋筋は筋組織の1つで，骨格に連なるものが多いので，骨格筋とも呼

ばれます．横紋筋融解症では，横紋筋が壊死し，筋細胞内の成分が血中に浸出します．筋原酵素であるクレアチンキナーゼが血中で上昇することになります．またASTも骨格筋に分布するので，CKと同様にしばしば上昇を認めます．

- スタチン服用者において，筋肉痛は2〜7％で生じ，CK上昇や筋力低下は0.1〜1.0％で認められます[1]．
- 薬剤使用開始から数週あるいは数カ月後に発症することが多いとされています．
- 筋炎が出現する頻度としては，シンバスタチン20 mg/日であれば0.02％，40 mg/日であれば0.07％，80 mg/日であれば0.3％とされています（本邦における投与量上限は20 mg/日が上限）[1]．

チェックすべき症状

- 手足，腰，肩など筋肉が痛む，手足がしびれる，手足がこわばる，力が入らない，全身がだるい，尿が赤褐色，などの症状がある場合に横紋筋融解症の存在を積極的に疑ってください[2]．
- 骨格筋の融解・壊死により血液中にミオグロビンが漏れ出し，尿細管障害から急性腎不全をきたすことがあります．ミオグロビン尿を反映した赤褐色尿があるかを確認しましょう（→p.165 Side Note）．

他に何が考えられるか

- 薬剤性以外の横紋筋融解症の原因を除外しましょう（→p.176）．
- 他の横紋筋融解症を起こす薬剤を内服していないかを確認することが重要です（→p.176）．
- また，ウイルス感染症や脱水などがリスクを引き上げることが知られています．

どうするか

- 横紋筋融解症を疑った場合，すぐに被疑薬の減量，および中止を検討しなくてはなりません．

▶ 特に CK 5,000 IU/L 以上の症例では，腎機能障害のリスクを下げるために点滴加療が必要であるとされています[3]．

医師からひとことアドバイス

▶ 薬剤性の横紋筋融解症は，発見が早期であるほど予後がよいとされています．
▶ フィブラート系とスタチンの併用がリスクを高めることは医師もよく知る事実ですが，CYP3A4 を阻害する薬剤との併用もリスク上昇になること，CYP3A4 阻害薬にはどのようなものがあるか，などは医師も十分把握しきれないところがあります．そのような薬を内服している患者さんで筋症状がある場合には，医師へ報告する必要があります．

- HMG-CoA 還元酵素阻害薬は，横紋筋融解症を誘発することがあります．
- HMG-CoA 還元酵素阻害薬を内服している患者に筋症状が出現した際には，薬剤の減量および中止を検討します．
- CK 5,000 IU/L 以上では，腎機能に配慮して点滴加療を行うことが推奨されます．

横紋筋融解症の基礎知識

考えられる鑑別診断

カテゴリー	疾患群
外傷や圧迫	多発外傷，クラッシュ症候群，血管・整形外科手術
非外傷性	労作性：過剰運動，鎌状赤血球症，けいれん，代謝性，ミトコンドリア性，悪性高熱，悪性症候群 非労作性：アルコール，薬剤や毒素，感染症，電解質異常，内分泌疾患，炎症性

文献4を参考に作成

横紋筋融解症を起こす代謝性疾患

カテゴリー	疾患名
糖原病	マッカードル病
解糖系異常	ホスホフルクトキナーゼ欠損，乳酸脱水素酵素欠損
脂質代謝異常	カルニチン欠損，短鎖アシルCoAデヒドロゲナーゼ欠損
プリン代謝異常	筋アデニル酸デアミナーゼ欠損
その他の欠損	AMACR欠損，ブロディミオパチー

文献4を参考に作成

原因となり得る薬剤

分類	薬剤
全身麻酔薬	セボフルラン，イソフルラン，プロポフォール
抗不安薬	フルニトラゼパム
抗てんかん薬	ゾニサミド，バルプロ酸ナトリウム
解熱鎮痛薬	ジクロフェナクなど
ブチロフェノン系	ハロペリドール，ブロムペリドール
非定型抗精神病薬	オランザピン，リスペリドン，ペロスピロン
精神神経用薬	エチゾラム，リチウム
三環系抗うつ薬	クロミプラミン
四環系抗うつ薬	マプロチリン
総合感冒薬	PL
中枢神経用薬	エダラボン，ドネペジル
骨格筋弛緩薬	スキサメトニウム，ベクロニウム
強心薬	ジプロフィリン，プロキシフィリン

次ページに続く

降圧薬	トランドラプリル，カンデサルタン，ロサルタン
HMG-CoA 還元酵素阻害薬	アトルバスタチン，シンバスタチン，ピタバスタチン，フルバスタチン，プラバスタチン，ロスバスタチン
フィブラート系	クリノフィブラート，クロフィブラート，フェノフィブラート，ベザフィブラート
鎮咳薬	プロキシフィリン・エフェドリン配合薬
気管支拡張薬	アミノフィリン，テオフィリン
H_2ブロッカー	ニザチジン，ファモチジン，ラフチジン，ラニチジン，ロキサチジン
PPI	オメプラゾール，ラベプラゾール
下垂体ホルモン薬	バソプレシン
甲状腺ホルモン薬	チアマゾール
肝疾患薬	グリチルリチン
痛風治療薬	コルヒチン，アロプリノール
糖尿病薬	ピオグリタゾン
免疫抑制薬	シクロスポリン
抗悪性腫瘍薬	シスプラチン，タミバロテン
抗アレルギー薬	プランルカスト
抗生物質	ピペラシリン，セフカペン，タゾバクタム・ピペラシリン，ファロペネム，クラリスロマイシン
合成抗菌薬（キノロン系）	オフロキサシン，シプロフロキサシン，レボフロキサシンなど
抗ウイルス薬	ジドブジン・ラミブジン，ラミブジン・アバカビル，ホスアンプレナビル，ホスカルネット，リバビリン，ラミブジン
その他	スルファメトキサゾール・トリメトプリム，テルビナフィン，インターフェロン，プロピベリン，リトドリン

文献2より

経過

- 薬剤投与開始から数週～数カ月で出現することが多いとされていますが，それ以上経過していても筋障害は起こり得ます．
- 発症に気づかず無治療の場合には致死率70％に及ぶ病態であるので，スタチン投与中は慎重に経過観察する必要があります．CKの測定は3カ月に1度は行い，確認する必要があります．しかし，CKが上昇しない筋障害もあるので，筋症状に関する問診も重要です[2]．

リスク因子

- 神経筋疾患の存在，甲状腺機能低下症，腎障害，肝障害，遺伝的要因，80歳以上，女性，小柄な体格，過度の運動[4].
- CYP3A4阻害薬の併用（シクロスポリン，マクロライド，アゾール系抗真菌薬，プロテアーゼ阻害薬，Caブロッカー，アミオダロンなど）[4].
- フィブラート系の併用

◆ 文献

1) Uptodate®：Statin myopathy（2014-2015）
2)「重篤副作用疾患別対応マニュアル（横紋筋融解症）」厚生労働省，2008
3) Hatamizadeh P, et al：Epidemiologic aspects of the Bam earthquake in Iran：the nephrologic perspective. Am J Kidney Dis, 47：428-438, 2006
4) Uptodate®：Causes of rhabdomyolysis（2014-2015）

7 Ca，Pの異常

【代表的な基準値】*

検査項目	略記	単位	基準値
血清カルシウム	Ca	mg/dL	8.5〜10.4
イオン化カルシウム※	イオン化Ca	mmol/L	1.15〜1.3
血清リン	P	mg/dL	2.5〜4.5
副甲状腺ホルモン	Intact PTH	mg/dL	10〜65

※イオン化カルシウム値の約8倍が血清カルシウム値である．
＊基準値は施設により異なる

【検査の目的】

Ca，P代謝異常の有無や評価，Ca，Pの分泌や代謝にかかわる各臓器の異常の有無や評価

【検査項目の概要】

- ▶ 血清Caと血清Pは，PTH（副甲状腺ホルモン）とビタミンDが腸管・腎・骨に作用することにより調節されています．
- ▶ PTHは，血清Ca低下により副甲状腺から分泌され，骨（骨吸収を促進），腎（Caの再吸収を促進）に作用し，またビタミンD活性化を介して腸におけるCa，Pの吸収を促進し，血清Caを上昇させます．
- ▶ PTHは，腎におけるPの再吸収を抑制し血清Pを低下させる一方，骨における骨吸収の促進により血清Pを上昇させます．
- ▶ 血清Caは，血液中のCaの総量を測定しています．血清Caの約50％はアルブミンと結合しており，残りの約50％は生理作用をもつイオン化Caです．
- ▶ そのため血清アルブミン値が4 g/dL以下の場合，見かけの血清Ca値が低くなるため，血清補正Ca値（mg/dL）＝実測血清Ca値（mg/dL）＋（4－血清アルブミン値（g/dL））を用います．
- ▶ 血清Pの上昇は腎機能障害に伴う腎からのPの排泄障害がほとんどです．

7 Ca，Pの異常
高Ca血症

渡邉剛史

症例

- 75歳女性．骨粗鬆症の診断で活性型ビタミンD製剤とCa製剤を内服していました．
- 5日前から急性胃腸炎になり，食事摂取がほとんどできませんでした．
- 倦怠感が増悪し，意識レベルもJCS Ⅱ-30と低下し，動けなくなったため救急搬送となりました．
- 使用薬剤：アルファカルシドール（アルファロール®）1μg/日，アスパラギン酸Ca（アスパラ®-CA）1.0 g/日

検査値

WBC (/μL)	11,000	Hb (g/dL)	12.7	Plt (×10⁴/μL)	17
AST (IU/L)	20	LDH (IU/L)	193	ALP (IU/L)	301
Alb (g/dL)	2.8	BUN (mg/dL)	35.6	Cre (mg/dL)	2.5
Na (mEq/L)	132	K (mEq/L)	3.8	Cl (mEq/L)	101
Ca (mg/dL)	12.0	P (mg/dL)	2.3	Mg (mg/dL)	2.0
CRP (mg/dL)	3.5				

検査値から何が読み取れるか

- 血清Ca値が12.0 mg/dLと上昇しています．血清Alb値は2.8 g/dLであり，補正Ca値は13.2 mg/dLとなります．

※血清Ca値は血清タンパク（アルブミン，グロブリン）に結合した結合型Ca，陰イオンと結合したCa，イオン化Caの総和ですが，低アルブミン血症の場合は，結合型Caが見ため上低く出てしまうので補正が必要です．

補正Ca値(mg/dL)＝測定Ca値(mg/dL)＋〔4 − Alb(g/dL)〕が使われ

- ます（Payneの式）．
- さらにCre 2.5 mg/dL，BUN 35.6 mg/dLと腎機能障害を合併しています．

考えられる病態

- 高Ca血症による嘔吐や倦怠感が疑われます．
- ビタミンDは骨吸収および腸管からのCa吸収を増加させる作用があり，活性型ビタミンD製剤とCa製剤を内服している高齢者が寝たきりや脱水症になると高Ca血症が出現することがあります．
- また高Ca血症には脱水の合併を多く認め，本症例でも腎機能が悪化しています．

チェックすべき症状

- 高Ca血症は多彩な症状を示します．血清Ca値＜12 mg/dLのときは無症状の場合もあります．急性経過か慢性経過かにもよりますが，血清Ca値＞12 mg/dLのときは混乱，食欲不振，倦怠感，嘔吐，便秘，脱力，多尿，徐脈など多臓器にわたる症状が出現します．
- 血清Ca値＞14 mg/dLの場合や神経症状や精神症状などが出現する場合は緊急治療を要します．

他に何が考えられるか

- 高Ca血症の原因は薬剤性以外に多岐にわたります（→p.184）．
- 特に原発性副甲状腺機能亢進症と悪性腫瘍が高Ca血症の原因の約90％を占めるといわれており重要です．
- 他の薬剤性高Ca血症の原因として，サイアザイド系利尿薬，リチウム，ビタミンAなどがあります（→p.185）．サイアザイド系利尿薬により腎尿細管からのCa吸収が亢進します．またリチウム内服により副甲状腺機能亢進症を合併しやすいといわれています．ビタミンA中毒では骨吸収が亢進します．

どうするか

- 活性型ビタミンD製剤とCa製剤を中止します．
- 高Ca血症の治療を行うとともに，薬剤性以外の高Ca血症の原因がないか検索します．
- 治療の選択肢としては，輸液（生理食塩水），ビスホスホネート，カルシトニン，ステロイド（ヒドロコルチゾン）などがあります．
- 本症例の場合は，脱水の合併もあるため，生理食塩水の補液を行い尿量を確保します．

医師からひとことアドバイス

- 血清Ca値＞12 mg/dLで有症状の場合や血清Ca値＞14 mg/dLの場合は緊急治療の対象になります．すみやかに医師にコンサルトが必要です．
- 治療と同時に原因検索を進めます．薬剤処方歴（他院からの処方も含めて）も非常に重要です．

〈高Ca血症の定義〉
- 血清Ca値＞12 mg/dLは中等度の高Ca血症，血清Ca値＞14 mg/dLは重度の高Ca血症です．
- 血清アルブミン値が低下している患者では，Payneの式を用いて，補正Ca値「測定Ca値(mg/dL)＋〔4－Alb(g/dL)〕」を算出し評価します．

〈高Ca血症の原因〉
- 原発性副甲状腺機能亢進症と悪性腫瘍の頻度が最も高くなりますが，高齢者に活性型ビタミンD製剤やサイアザイド系利尿薬などが漫然と投与されていないか確認する必要があります．

高Ca血症の基礎知識

高Ca血症のメカニズム

- Ca（とP）は副甲状腺ホルモン（PTH），ビタミンDが腸管・腎・骨に作用することで調節されています（図1）．高Ca血症はこのどこかの異常で引き起こされます．
- 悪性腫瘍によっては副甲状腺ホルモン関連タンパク（PTHrP）を産生し，破骨を促進するものもあります．
- PTH高値：原発性副甲状腺機能亢進症
- PTHrP産生腫瘍：成人T細胞白血病，扁平上皮癌，乳癌など
- 骨融解：多発性骨髄腫，悪性リンパ腫，長期臥床
- 薬剤性（サイアザイド系利尿薬，リチウム，テオフィリン）
- ビタミンD過剰：ビタミンD中毒，サルコイドーシス，結核などの肉芽腫性疾患では，活性型ビタミンDの合成が促進されることがあります．

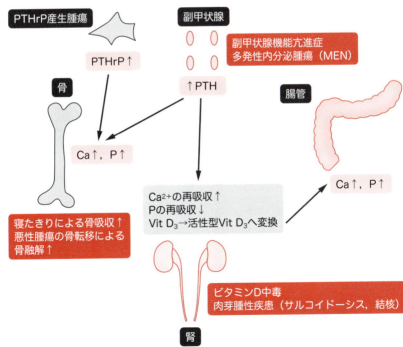

図1 血清Ca上昇のメカニズム
PTHとビタミンDが副甲状腺，骨，腎，腸管に作用することでCa，P濃度を調節している

考えられる鑑別診断と頻度

高Ca血症の鑑別診断

原因	頻度
副甲状腺機能亢進症	高い
悪性腫瘍（骨融解性腫瘍，PTHrP産生腫瘍）	高い
薬剤性	中等度
長期臥床	低い
肉芽腫性疾患（サルコイドーシス，結核）	稀

- 外来患者では副甲状腺機能亢進症が最も多く，入院患者では悪性腫瘍に随伴する高Ca血症の頻度が最も高いです．
- 高Ca血症を診断するために，以下のようなフローチャートがあります（図2）．

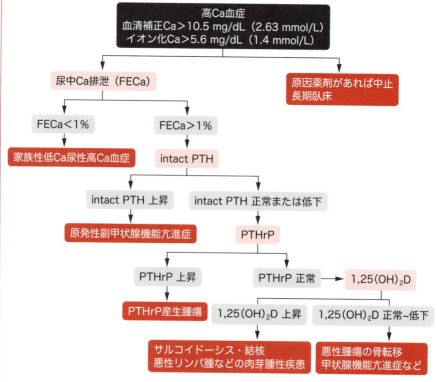

図2　高Ca血症の鑑別診断のためのアルゴリズム
文献1 p.1751より改変して転載

原因となり得る薬剤

活性型ビタミンD製剤
Ca製剤と制酸剤（ミルク－アルカリ症候群）
サイアザイド系利尿薬
リチウム
ビタミンA
テオフィリン

経過

- 高Ca血症の原因となる薬剤を開始してから，高Ca血症が出現するまでの期間を示した文献はありません．高Ca血症のリスクがあることを理解し，症状から高Ca血症を疑うことが重要です．
- また高Ca血症を示したためサイアザイド系利尿薬を中止した患者33例のうち21例で，中止後も高Ca血症が持続し，18例で原発性副甲状腺機能亢進症と診断されたという報告もあります[2]．そのため原因と考えられる薬剤中止後に血清Ca値が正常範囲に低下するかを確認する必要があります．

リスク因子

不動症候群（immobilisation）は骨形成を抑制し，骨吸収を促進するので高Ca血症の原因となります．寝たきりの高齢者に高Ca血症の原因となる薬剤が処方されているときはリスクが高くなります．

◆ 文献

1) 永井聡：カルシウム・リン代謝異常．medicina, 50：1750-1753, 2013
2) Wermers RA, et al：Incidence and clinical spectrum of thiazide-associated hypercalcemia. Am J Med, 120：e9-15, 2007
3) Carroll MF, et al：A practice approach to hypercalcemia. Am Fam Physician, 67：1959-1966, 2003

7 Ca, Pの異常
CKDに伴う骨ミネラル代謝異常（高P血症）

渡邉剛史

症例

- 68歳男性．腎硬化症によるCKD（chronic kidney disease，慢性腎臓病）G4と診断され，近医に通院中でした．
- 2カ月前に低Ca血症を認めたため，活性型ビタミンD製剤であるアルファカルシドールカプセルが開始されました．
- 使用薬剤：アルファカルシドールカプセル（アルファロール® カプセル）1 μg/日

検査値

WBC (/μL)	5,000	Hb (g/dL)	10.8	Plt (×10^4/μL)	26
AST (IU/L)	15	LDH (IU/L)	178	BUN (mg/dL)	45
Cre (mg/dL)	3.1	eGFR (mL/分/1.73m^2)	16	Alb (g/dL)	3.8
Na (mEq/L)	130	K (mEq/L)	4.7	Cl (mEq/L)	103
Ca (mg/dL)	10.2	P (mg/dL)	6.5	Mg (mg/dL)	1.9
Intact PTH (pg/mL)	130				

検査値から何が読み取れるか

- 血清Creの上昇とBUNの上昇を認めます．CKDの重症度分類（GFR区分）でG4（高度低下）に分類されます．
- 活性型ビタミンD製剤開始前は血清補正Ca値 8.3 mg/dLと低値，血清P値は4.5 mg/dLと正常範囲内でした．低Ca血症の是正のため活性型ビタミンD製剤が開始されています．
- 活性型ビタミンD製剤開始後の血液検査で，血清P値 6.5 mg/dLと上昇を認めます．血清補正Ca値 10.4 mg/dL〔測定Ca値＋（4－Alb）＝

10.2＋（4−3.8）〕と正常上限です．

考えられる病態

▶ CKD患者に低Ca血症を認めたため，活性型ビタミンD製剤で治療が開始されています．

▶ CKDに伴うCa，Pの異常は，骨ミネラル代謝異常（chronic kidney disease-mineral and bone disorder：CKD-MBD）と総称されています[1]．

▶ 腎機能が低下すると，Pの排泄低下 → 貯留が起こります．それに反応し線維芽細胞増殖因子（FGF23）が分泌されます．FGF23は腎への作用や血中の活性型ビタミンD_3を低下させることで，血清リン値を調節しています．活性型ビタミンD_3の低下・高P血症・低Ca血症は副甲状腺ホルモン（parathyroid hormone：PTH）の分泌を刺激し，二次性副甲状腺機能亢進症が起こります（図1）（→ Side Note）．

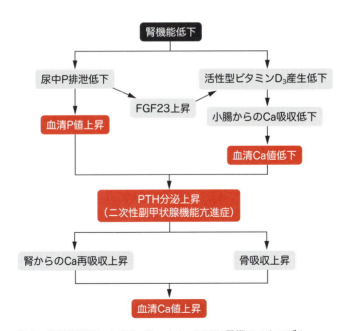

図1　腎機能低下によるP，Ca，intact PTH異常のメカニズム

- CKD-MBDの最終的な目標は，血清Ca値，血清P値，intact PTH値をコントロールし，心血管系イベントや骨折を予防することにより，CKD患者の生命予後を改善することです．
- 本症例では，高P血症を認めます．低Ca血症の治療のため処方された活性型ビタミンD製剤により，高P血症をきたしたと考えられます．
- 活性型ビタミンD製剤は，腸管でのCa，Pの吸収を促進し，腎臓でのCaの再吸収を促進することにより，血清Ca値を上昇させ，かつ血清P値も上昇させる作用があります．CKDステージG4期では高P血症の合併を認めることが多いため，アルファカルシドールカプセル開始後に血清Ca値と血清P値の変化を確認することが好ましいと考えられます．

チェックすべき症状

- 高P血症の多くは無症状です．
- 急性の高P血症に低Ca血症を伴う場合はテタニー症状を認めることがあります．
- また，活性型ビタミンD製剤は血清Ca値を上昇させる作用があるため，高齢者や脱水症の合併などで，高Ca血症をきたすことがあります．
- 高Ca血症の症状は，混乱，食欲不振，倦怠感，嘔吐，便秘，脱力，多尿，徐脈など多臓器にわたります．

Side Note

線維芽細胞増殖因子（FGF23）
- FGF23は骨細胞から分泌され，腎の近位尿細管に作用し，P利尿を促進するとともに活性型ビタミンDの産生を抑制します．
- CKD患者では，GFRの低下によりP貯留が生じるとFGF23の分泌が亢進し，P過剰を代償します．それに伴って活性型ビタミンDの産生が抑制されるため，二次性副甲状腺機能亢進症が進展します．
- またX染色体遺伝性低P血症性くる病は，FGF23が過剰産生することで発症することが報告されており，抗FGF23完全ヒト抗体KRN 23の臨床試験が行われています．

他に何が考えられるか

▶ 高P血症をきたす他の疾患がないか検討します（→p.190）．

どうするか

▶ アルファロール® カプセル 0.25 μg/日に減量します．また日頃からインスタント食品などのP含有食品の摂取を制限するよう食事指導します．
▶ またCKDステージG4期でよくみられる低Ca血症と高P血症を合併する患者には，Ca含有P吸着剤（沈降炭酸Ca）の使用が理にかなっています．

医師からひとことアドバイス

▶ 腎機能が低下した患者は，貧血，血圧，高K血症などの管理が必要ですが，それと同時に骨ミネラル代謝異常もきたしやすいため，血清P，血清Ca，intact PTHが測定されているか確認が必要です．
▶ 漫然と同じ薬が長期間処方されている場合は，血液検査が定期的に行われているかを確認する必要があります．

まとめ

- CKD-MBDとは，CKDに伴う骨-ミネラル代謝の異常を示し，CKD患者の検査値（P, Ca, PTH），骨の異常，血管石灰化の異常を予防・治療することで生命予後を改善しようと提唱された概念です．
- 血清P値，血清補正Ca値，intact PTH値を，食事管理・薬剤調整により管理目標値にコントロールします．

CKD-MBD(高P血症)の基礎知識

CKD-MBDでは患者背景により血清P値,血清補正Ca値の管理目標値が異なります[1].

	管理目標値	
血清P値	基準値内(各施設)	3.5~6.0 mg/dL
血清補正Ca値	基準値内(各施設)	8.4~10.0 mg/dL
Intact PTH	基準値内(各施設)	60~240 pg/mL

▶ CKD-MBD発症のメカニズム

- CKD-MBDでは図1のようなメカニズムで,血清P値,血清補正Ca値,intact PTH値に異常をきたします.
- CKD-MBDの管理法として,血清P→血清補正Ca→intact PTHの順で補正をすることが推奨されています.透析患者のP,Ca,intact PTHの管理の優先順位は,透析患者のデータベースをもとに3年予後を検討したところ,[P,Ca,PTHすべて達成]>[P,Ca]>[Pのみ]>[Caのみ]>[PTHのみ]の順で予後がよいことが示されたため決定されました.
- 具体的には,炭酸Ca・Ca非含有P吸着薬・活性型ビタミンD,シナカルセト・クエン酸第二鉄を組み合わせて管理を行います(図2).

▶ 高P血症のメカニズムと鑑別診断

本症例のように,高P血症を起こすメカニズムとして,①腎からの排泄低下,②細胞内→細胞外へのシフト,③腸管からの吸収増加を考えます.

	原因疾患	頻度
①腎からの排泄低下	腎不全	高い
	副甲状腺機能低下症	低い
②細胞内→細胞外へのシフト	アルカローシス,横紋筋融解症,腫瘍崩壊症候群	低い
③腸管からの吸収増加	リン酸塩性下剤	低い

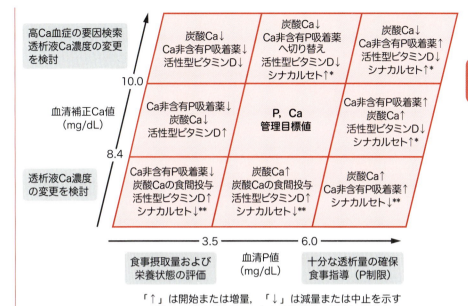

図2 P, Caの治療管理法「9分割図」
文献2より引用

原因となり得る薬剤

高P血症の原因となる薬剤

分類	薬剤
緩下剤	リン酸水素Na・リン酸二水素Na配合錠
活性型ビタミンD製剤	

管理

- 日本透析医学会の「慢性腎臓病に伴う骨・ミネラル代謝異常の診療ガイドライン」では，保存期CKD患者（CKD 5）では，血清P，Ca，ALPを1〜3カ月ごとに測定し，intact PTH値は3〜6カ月ごとに測定するのが妥当としています．
- 透析患者では，血清P，Caの測定を月に1〜2回行うことを推奨しています．管理目標値から逸脱するときは，安定するまで頻回に測定すべきとし

ています．

リスク因子

- CKD患者では，CKD 2～3からPTH値が上昇し，CKD 4以降では高P血症と低Ca血症が出現するとされています．透析患者では当然のことながら異常を認めやすくなります．
- CKD患者ではCKD-MBDのコントロールが必要であることを認識し，それぞれの病態に応じて薬剤を開始した後には，定期的にフォローアップすることが必要となります．

◆ 文献

1) Moe S, et al：Difinition, evaluation, and classification of renal osteodystrophy：a position statement from Kidney Disease：Improving Global Outcome (KDIGO)．Kidney Int, 69：1945-1953, 2006
2) 日本透析医学会：慢性腎臓病に伴う骨・ミネラル代謝異常の診療ガイドライン．透析会誌, 45：301-356, 2012

第2章 ケーススタディで検査値を学ぶ

8 電解質の異常

【代表的な基準値】*

検査項目	略記	単位	基準値
血清ナトリウム	Na	mEq/L	136〜144
血清カリウム	K	mEq/L	3.6〜4.9
血清クロール	Cl	mEq/L	ナトリウムと並行して変化

＊基準値は施設により異なる

【検査の目的】
電解質異常の有無や体液量の評価

【検査項目の概要】
- 血液中の陽イオンの大部分はNaが,陰イオンの多くをClが占めます.
- 体内のNaは主に細胞外液に,Kは大部分が細胞内に分布しています.
- Naはレニン–アンジオテンシン–アルドステロン系やバソプレシンなどのホルモンにより調節されていますが,血清Na濃度は細胞外液の総Na量と水分量との相対関係を表しているため,細胞外液量の減少(嘔吐・下痢,利尿薬や高血糖に伴う浸透圧利尿など)や過剰(輸液過多,水中毒など)によっても異常値となります.
- K濃度の異常は,致死的な不整脈の原因となるため,迅速な対応が必要です.
- K濃度を評価する際には,摂取と排泄のバランスのほか,細胞内外の移動も考慮しなければなりません.
- Kの細胞内から細胞外への移動の原因として,高血糖(グルコースが浸透圧物質として働きKが細胞外へ移動),細胞の破壊(横紋筋融解や抗腫瘍薬など),消化管出血(消化管にて赤血球崩壊によりKが放出され,さらにこれを吸収するため),アシドーシスなどがあり,高K血症となりま

す．
- Kの細胞外から細胞内への移動の原因として，β刺激薬，インスリン，甲状腺機能亢進症，refeeding症候群，アルカローシス，低体温などがあり，低K血症となります．
- Kの排泄障害の原因として，腎機能障害に伴う腎からのK排泄障害，薬剤性（K保持性利尿薬，ACE阻害薬，ARB，NSAIDsなど）があり，高K血症となります．
- K排泄亢進の原因として，下痢や嘔吐のほか，利尿薬，原発性および続発性アルドステロン症，尿細管性アシドーシス，Cushing症候群，低Mg血症などがあり，低K血症となります．

8 電解質の異常

低Na血症

添野祥子，高田俊彦

症例

- ADLの自立した72歳女性．3カ月ほど前にうつ状態となり，パロキセチンが開始されました．その数週間後から頭がふらふらすると家族に訴えるようになりました．
- 受診当日の朝から悪心・嘔吐も出現しました．意識がややぼんやりしているようにみられます．
- 使用薬剤：パロキセチン

検査値

WBC（/μL）	8,600	Hb（g/dL）	13.8	Ht（%）	41
Plt（×10⁴/μL）	19	AST（IU/L）	37	ALT（IU/L）	24
BUN（mg/dL）	8.7	Cre（mg/dL）	0.42	UA（mg/dL）	1.1
Na（mEq/L）	115	K（mEq/L）	3.5	Cl（mEq/L）	80
Ca（mg/dL）	8.6	P（mg/dL）	1.8	浸透圧（mOsm/L）	240
尿浸透圧（mOsm/L）	434	アンモニア（μg/dL）	23	Glu（mg/dL）	195
TSH（μIU/mL）	0.7	コルチゾール（μg/dL）	64	TG（mg/dL）	70
尿中Na（mmol/L）	130				

検査値から何が読み取れるか

血清Naが115 mEq/Lと非常に低下しています．

考えられる病態

- 悪心・嘔吐，軽度の意識障害の原因として，低Na血症（薬剤性SIADH）が考えられます（→**Side Note**）．
- パロキセチン（SSRI）による薬剤性低Na血症が疑われます．

チェックすべき症状と鑑別のポイント

症状

- 症状は，一般に有効血漿浸透圧が240 mOsm/L未満に低下すると現れます．はじめは悪心・嘔吐，人格変化など精神状態の変化が出現し，血清Na濃度が115 mEq/Lを下回ると，痙攣，昏睡が生じ得ます．
- 脳浮腫により，視床下部梗塞，下垂体後葉梗塞，ときに脳幹ヘルニアが起こり得ます[2]．

鑑別のポイント

- これまでの既往（特に心疾患，肝疾患，腎疾患），症状の経過が急性か慢性か，どんな薬剤を常用しているか，嘔吐や下痢があればその量など，詳細な病歴聴取が重要です．
- 特に若い女性で，市販されている下剤や利尿薬を多量内服し，それを医療関係者に伝えていないというケースもあるので，サプリメントや市販薬も含めて内服薬を確認しましょう．

Side Note

SIADHの病態，発症メカニズムについて[1]

下垂体からの抗利尿ホルモン（ADH）の分泌調節機能が損なわれ，抗利尿ホルモンの分泌が抑制されない状態です．血管内に水分が貯留し，希釈性低Na血症になります．原因は多岐にわたり，頭蓋内疾患（脳卒中，脳腫瘍など），脳外科手術の合併症，異所性のADH分泌（悪性腫瘍，特に肺癌が有名です）のほか，今回取り上げた症例のような薬剤性もあります．

他に何が考えられるか

- ▶ p.200 図のフローチャートに従って鑑別診断します．
- ▶ 血糖および血中脂質をチェックして，偽性低Na血症を除外します（→Side Note）．
- ▶ 尿浸透圧が100 mOsm/L以下のうすい尿が出ている場合には，心因性多飲症が疑われます．
- ▶ 尿中Naが30 mmol/L以下であれば，循環血漿量の低下が疑われます．
- ▶ 尿中Naが30 mmol/Lを超えていれば，利尿薬の使用，腎疾患，甲状腺機能低下症，副腎不全，SIADHなどが鑑別の対象になります．
- ▶ この症例では，利尿薬の使用歴はなく，TSH，随時コルチゾールの値から甲状腺機能低下症，副腎不全は積極的には疑いませんでした．
- ▶ 高齢者では，循環血漿量の低下があっても身体所見やバイタルサインの変化として現れにくいため，脱水症や感染症には常に注意する必要があります．特に高齢者で薬剤性の低Na血症との鑑別が難しいものとして，副腎不全，鉱質コルチコイド反応性低Na血症（MRHE，→p.199）があります．

どうするか

パロキセチンを中止します．この症例では症状は3カ月前からあり，慢性の経過であり，嘔吐はありますが，重度の意識障害やけいれんはないこ

Side Note

偽性低Na血症とは[1]
高タンパク血症や高脂質血症，高血糖のとき，測定の問題によってNa値が低く出てしまうことをさします．浸透圧は正常のため，症状は起こりません．
血中のNa濃度の測定は，タンパク質や脂質などの成分が7%含まれているという仮定で測定を行う，間接法で行われます．血中のタンパク質や脂質の血中濃度がその仮定より高い場合，検体中のNa量は減ってしまうため，見かけ上低Na血症にみえてしまいます．

とから，Na値の急速補正の必要はないでしょう．

医師からひとことアドバイス

　低Na血症は，頻用薬（利尿薬，下剤，降圧薬，抗うつ薬など）の副作用として現れることが多いのですが，症状が非特異的なので見逃されていることもあります．特に高齢者では性格変化，悪心などの症状をチェックし，定期的に血液検査をする必要があります．

- 薬剤性の低Na血症は，特に高齢者で注意しましょう．
- 利尿薬，下剤，降圧薬，抗うつ薬などを服用している場合は，意識障害や悪心などの症状がないか，気を付けてみていく必要があります．
- 特に高齢者で薬剤性の低Na血症との鑑別が難しいものとして，副腎不全，MRHEがあります．

低Na血症の基礎知識

低Na血症のメカニズム

- Naは浸透圧の調整を担っており，血清Na値は細胞外液の量を反映します．
- 低Na血症をみたら，まず身体所見から体液量を評価します．普段の体重がわかっていれば，体重測定である程度推定することができます．
  ① **細胞外液量減少**：脱水症，副腎不全（鉱質コルチコイド欠乏）
  ② **細胞外液量正常**：甲状腺機能低下症，SIADH，心因性多飲症，塩分摂取不足など
  ③ **細胞外液量過剰**（血管内の容量は減少している）：腎不全，心不全，肝不全
- 明らかな脱水所見や浮腫があれば体液量評価は簡単ですが，実際には身体所見のみで評価することは難しく，病歴から診断を絞り，数時間ごとに血液検査をし，経過をみることが多いです．

考えられる鑑別診断（図）

鉱質コルチコイド反応性低Na血症（MRHE：mineralocorticoid-responsive hyponatremia of the elderly）

- 加齢による腎のNa保持能の減退により尿中へのNa排泄が増加し，循環血漿量が軽度低下することで低Na血症をきたすという疾患概念です．本来循環血漿量が低下するとレニン活性が上昇しますが，高齢者では動脈硬化による血管壁の弾力性低下などの影響で循環血漿量の低下を正確に反映できず，レニン活性は低値にとどまると報告されています[4]．
- レニン・アンジオテンシン系を抑制するACE阻害薬やARBを内服していると，低Na血症はより悪化するともいわれています．
- SIADHは「脱水の所見を認めない」ことが診断基準の1つであり[5]，MRHEとの鑑別点になります．実際には脱水の有無を判別することは困難であり，SIADHとして水分制限をしても低Na血症が改善しない場合，MRHEを考え，精査，治療（水分・塩分補充，鉱質コルチコイド補充）を行います．

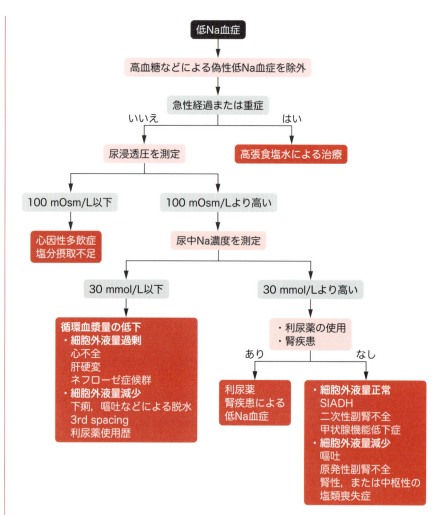

図　低Na血症の鑑別診断
文献3より引用

原因となり得る薬剤

分類	薬剤
抗てんかん薬	カルバマゼピン
抗うつ薬	SSRI, SNRI, NaSSA（ミルタザピン）, 三環系（アミトリプチリン, イミプラミン, クロミプラミンなど）
抗精神病薬	非定型（リスペリドン, アリピプラゾール）, 定型（クロルプロマジン, プロクロルペラジン, レボメプロマジン, ハロペリドールなど）
利尿薬	
降圧薬	
抗不整脈薬	アミオダロン
蛋白分解酵素阻害薬	ナファモスタットメシル酸塩
骨粗鬆症治療薬	エルカトニン

経過

- 本症例では慢性の経過であったため, 血清Na値は積極的には補正しませんでしたが, 急性の低Na血症で症状も強い場合は, 3％の高張食塩水で補正する必要があります.
- 急激にNaが上昇すると浸透圧性脱髄症候群になる可能性があるため（→Side Note）, Na補正は緩やかに行う必要があり, Na値が急に上がり過ぎた場合には5％ブドウ糖液を補液し下げることもあります. はじめの24時間はΔ［Na］≦10 mEq/Lに留め, その後もΔ［Na］≦8 mEq/L/24時間に留めるようにします.
- 血清Na値が130 mEq/Lに達したら補正を終了します.

Side Note

浸透圧性脱髄症候群（osmotic demyelination syndrome：ODS）（橋中心髄鞘崩壊症）[7]

以前は橋中心髄鞘崩壊症と呼ばれていましたが, 現在は浸透圧性脱髄症候群と呼ばれています. 低Na血症の性急な補正の数日から数週後に, 神経の脱髄が起こり, 弛緩性麻痺, 構音障害, 嚥下障害が出現します.

リスク因子

高齢者でより発生しやすいという報告があります[6].

◆ 文献

1) Uptodate® Pathophysiology and etiology of the syndrome of inappropriate antidiuretic hormone secretion (SIADH)
2) Adrogué HJ & Madias NE：Hyponatremia. N Engl J Med, 342：1581-1589, 2000
3) Spasovski G, et al：Clinical practice guideline on diagnosis and treatment of hyponatraemia. Eur J Endocrinol, 170：G1-47, 2014
4) 中村幸子, 他：鉱質コルチコイド反応性低ナトリウム血症（MRHE）の3例. 日本内科学会雑誌, 103：1382-1384, 2014
5) バソプレシン分泌過剰症（SIADH）の診断と治療の手引き. 厚生労働省間脳下垂体機能障害に関する調査研究班 平成22年度総括・分担研究報告書. p158-159
6) Hawkins RC：Age and gender as risk factors for hyponatremia and hypernatremia. Clin Chim Acta, 337：169-172, 2003
7) Uptodate® Osmotic demyelination syndrome (ODS) and overly rapid correction of hyponatremia

8 電解質の異常
薬剤性低K血症

武田大樹

> **症例**
>
> - 50歳代女性．従来健康でしたが，時折起こる足のこむら返りに悩まされており，3カ月前に近医から芍薬甘草湯を処方され服用開始しました．いったんはこむら返りが良くなりましたが，服用開始1カ月後から足のむくみが出現し，血圧も少し上がってきました．再び近医を受診しフルイトラン®を処方されました．1週間前から再びこむら返りが頻回に起こるようになりました．
> - 症状：両足の浮腫，血圧上昇，こむら返り
> - 使用薬剤：芍薬甘草湯（ツムラ芍薬甘草湯エキス顆粒）1回2.5g 1日3回，トリクロルメチアジド（フルイトラン®）2mg 1回1錠 1日1回

検査値〜服用開始3カ月後

WBC (/μL)	6,500	Hb (g/dL)	13	Plt (×10⁴/μL)	16
AST (IU/L)	20	ALT (IU/L)	15	γGTP (IU/L)	25
BUN (mg/dL)	12	Cre (mg/dL)	0.60	血清Na (mEq/L)	142
血清K (mEq/L)	2.5	血清Cl (mEq/L)	108	CRP (mg/dL)	0.1
血漿レニン活性 (ngAI/mL/hr)	0.1	アルドステロン (pg/mL)	<10		

バイタルサイン〜服用開始3カ月後

- 体温36.2℃，血圧152/88mmHg，脈拍数68回/分，SpO₂ 100%（室内気），呼吸数15回/分

検査値から何が読み取れるか

- 低K血症を認めます．バイタルサインをみると高血圧を認めます．
- 血漿レニン活性とアルドステロンは共に低値を示しています．ただし，

- 実際の現場では偽性アルドステロン症を疑った際に血漿レニン活性やアルドステロンを測定することは稀です．
- ▶ 検査値には載せていませんが，血液ガス分析を行えば代謝性のアルカローシスを認めると思われます（甘草のアルドステロン作用により集合管からのH^+排泄が促進されるため）．

考えられる病態

- ▶ 偽性アルドステロン症が考えられます．甘草は偽性アルドステロン症の原因となり，甘草を含む漢方薬を服薬中の低K血症では偽性アルドステロン症を疑います．
- ▶ 偽性アルドステロン症とは，多くは漢方薬に含有される"甘草"の成分であるグリチルリチンにより生じる病態です．グリチルリチンはアルドステロン作用を示し，結果として低K血症を引き起こします．原発性アルドステロン症との違いは，血中アルドステロン濃度が低値ないし正常であることです（→Side Note）．
- ▶ グリチルリチンの効果により，結果として腎でのNa再吸収を増大させ，K排泄を増加させます．
- ▶ 一般的には，1日量で2.5g以上の甘草を摂取すると低K血症を引き起こ

Side Note

原発性アルドステロン症

アルドステロン症は，アルドステロンの過剰産生に伴う症候群です．アルドステロン過剰産生の原因が副腎にある場合が原発性で，副腎外にある場合が続発性とよばれます．原発性アルドステロン症は，副腎腺腫や副腎皮質結節性過形成が原因となります．自覚症状がないことも多いですが，主に高血圧症（しばしば難治性）の原因となります．

アルドステロンは，腎尿細管でのNa^+K^+交換系を活性化させ，Na^+の再吸収とK^+排泄を促進させます．Na^+とともに水も再吸収される結果，細胞外液量が増大し血圧が上昇します．また，アルドステロンは集合管でのH^+排泄も亢進させるため，代謝性アルカローシスとなります．高Na血症や低K血症の原因ともなりますが，重症でないかぎりそれぞれ正常上限，正常下限であることも多いです．低K血症をきたすと筋力低下や筋痙攣の原因となります．

しやすくなるとされます．

- 甘草による低K血症の程度は，使用する患者によりさまざまです．甘草を多く含む漢方薬を1カ月以上服用している場合には注意が必要です．
- 特に高齢者では少量でも下腿浮腫や血圧上昇を認めることがあり，注意が必要です．
- ループ利尿薬やサイアザイド系利尿薬といった利尿薬も，腎からのK排泄亢進により低K血症を引き起こし得ます．
- 漫然と利尿薬を服用している高齢者で，低K血症を認めることがあります．

チェックすべき症状

- 脚のむくみ，血圧上昇，筋肉の痙攣はチェックすべきです．
- 漢方薬を服用している患者で脚のむくみがでたら，減量するか中止することが望まれます．
- 漢方薬を飲み始めてから脚のむくみが生じ，それに対して利尿薬が処方されることがあり，注意が必要です．

他に何が考えられるか

- 単に低K血症で考えるならば，特に高齢者でみられる経口摂取不足によるK不足や下痢などによる腸管外漏出が挙げられると思います．重症熱傷でも浸出液からの漏出で血清K濃度は低下します．
- Kは細胞内に多く存在し，細胞が増えるような病態，例えば白血病などでは血清K濃度は低下します．
- "原発性"アルドステロン症は，アルドステロン産生腫瘍により血中アルドステロン濃度が上昇し，結果として低K血症を引き起こします．アルドステロンレニン比（PAC/PRA）＞200で原発性アルドステロン症が疑われます．本症例ではアルドステロンレニン比＜100であり，原発性アルドステロン症は考えにくいといえます．
- カテコラミンの増加によっても低K血症が生じます．カテコラミンにより細胞内へのK取り込みが増加するためです．褐色細胞腫などが例に挙げられます．

どうするか

- 検査値で低K血症を認める場合で、原因となり得る薬剤（→p.208）を使用している場合には、医師にコンサルトします．
- 甘草を含む漢方薬を服用している場合には中止することを勧めます．高齢者に芍薬甘草湯が処方された場合には、頓用への変更を促す申し出を行ってもよいかもしれません．
- 甘草は市販の漢方薬や甘味料に含まれていることがあり、患者はそれらを服用・摂取していることを申告しない場合も多いので注意が必要です．
- 血清K濃度が基準値内でも、前値から明らかに低下している場合には注意を喚起することが望ましいです．

医師からひとことアドバイス

- 薬剤性低K血症は比較的頻度の高い病態です．低K血症が進行すると筋力低下や痙攣、不整脈が生じる場合があります．多くの漢方薬（約4分の3）には甘草が含まれており、漫然と使用されている患者では注意が必要です．低K血症を認める場合には、原因となる薬剤の中止・変更が必要となります．
- ループ利尿薬は、ヘンレ係蹄上行脚の$Na^+K^+2Cl^-$共輸送体を阻害し、NaとKの再吸収を阻害することにより、K排泄が増加し、低K血症を引き起こします．また、サイアザイド系利尿薬は、遠位尿細管のNa^+Cl^-共輸送体を阻害し、Naの再吸収を阻害します．これにより、集合管におけるNa濃度が上昇し、Na-K交換系が活性化することにより、K排泄が増加し、低K血症を引き起こします．

- 低K血症の定義：血清K濃度が 3.5 mEq/L 以下．
- 薬剤性低K血症は、比較的頻度の高い病態です．
- 甘草の成分であるグリチルリチンは、アルドステロン作用を示し、血圧上昇や低K血症を引き起こします．
- ループ利尿薬やサイアザイド系利尿薬は、腎からのK排泄により低K血症を引き起こします．

低K血症の基礎知識

■ 低K血症のメカニズム

①K摂取不足
高齢者の経口摂取不足，拒食症，偏食

②細胞内への取り込み増加
代謝性アルカローシス，インスリン注射，β_2刺激（気管支拡張薬など），甲状腺機能亢進，血球増加（白血病，GM-CSF投与，ビタミンB_{12}・葉酸投与），refeeding syndrome，低体温症，バリウム中毒など

③消化管からの喪失
下痢

④腎からの喪失
利尿薬，鉱質コルチコイド増加（アルドステロン症，Cushing症候群，Bartter症候群，Gitelman症候群など），嘔吐，ペニシリン系抗菌薬の高用量投与，Liddle症候群，Mg欠乏など

■ 考えられる鑑別診断と頻度

低K血症の鑑別診断

カテゴリー	原因疾患	頻度
摂取不足	拒食症，アルコール中毒者，高齢者	高い
薬剤	利尿薬，漢方薬，β_2刺激薬，インスリン，下剤，高用量ペニシリン系抗菌薬，アムホテリシンB	高い
内分泌疾患	原発性アルドステロン症，Cushing症候群，甲状腺機能亢進症	低い
遺伝性疾患	Bartter症候群，Gitelman症候群，Liddle症候群	低い
血球増加	白血病，G(M)-CSF投与，悪性貧血でのビタミンB_{12}・葉酸投与	低い
その他	嘔吐，下痢，refeeding syndrome，Mg欠乏，低体温，バリウム中毒	さまざま

※その他のなかの「嘔吐，下痢，Mg欠乏」は比較的多い

原因となり得る薬剤

分類	薬剤
ループ利尿薬	フロセミド,トラセミド,アゾセミドなど
サイアザイド系利尿薬	トリクロルメチアジド,インダパミドなど
浸透圧利尿薬	マンニトール,グリセオールなど
漢方薬	4分の3の漢方薬（甘草含有ベスト2は芍薬甘草湯：6 g,甘麦大棗湯 5 g）
$β_2$刺激薬	サルブタモール,プロカテロール,サルメテロール,ホルモテロール,インダカテロールなど
インスリン	インスリン製剤
抗菌薬	高用量のペニシリン製剤
下剤	すべての下剤
その他	テオフィリン,アムホテリシンB,ベラパミル,カフェインなど

経過

- 使用薬は内服・外用含めてすべて把握することが重要です．
- 1つ1つの血清K濃度に与える影響は軽微でも,多剤使用患者では重度の低K血症を引き起こし得ます．
- どの薬剤でも,低K血症は基本的に長期使用患者で問題になります．
- 原因薬剤を中止すれば,K摂取量が十分であれば数日から週単位で改善します．
- 頻度や程度には個人差が大きいですが,特に漢方薬では顕著です．甘草は配糖体であり,腸内細菌による分解を経て吸収されるためです．

リスク因子

高齢,女性,ポリファーマシー患者で多くみられます．

◆ 文献

1) Gennari FJ：Hypokalemia. NEJM, 339：451–458, 1998
2) Sigurjónsdóttir HA, et al：Liquorice-induced rise in blood pressure：a linear dose response relationship. J Hum Hypertens, 15：549–552, 2001

9 甲状腺ホルモンの異常

【代表的な基準値】*

検査項目	略記	単位	基準値
甲状腺刺激ホルモン	TSH	μIU/mL	0.5〜5.0
遊離T_3	FT_3	ng/dL	2.1〜4.3
遊離T_4	FT_4	ng/dL	0.8〜1.9

＊基準値は施設により異なる

【検査の目的】

甲状腺機能亢進症や甲状腺機能低下症，甲状腺腫大や眼球突出，慢性的なCK高値，脂質異常症を指摘されている場合の甲状腺機能の評価．

【検査項目の概要】

▶ TSH：甲状腺刺激ホルモンの血中濃度
　FT_3：遊離型T_3（トリヨードサイロニン）の血中濃度
　FT_4：遊離型T_4（サイロキシン）の血中濃度

▶ TRH（甲状腺刺激ホルモン放出ホルモン）は視床下部より分泌されるホルモンで，下垂体前葉からのTSH（甲状腺刺激ホルモン）分泌を調節しています．TSHは甲状腺のヨードの取り込みとT_4（甲状腺ホルモン）の産生を増加させます．T_4は甲状腺内や末梢組織で生理活性の高いT_3に変換されます．

▶ T_4が高値であれば甲状腺機能亢進症，低値であれば甲状腺機能低下症が考えられます．

9 甲状腺ホルモンの異常
甲状腺機能低下症

添野祥子，高田俊彦

症例

- 73歳男性．洞不全症候群に対してペースメーカーを装着しており，循環器内科通院中．
- 半年前から心房細動に対してアミオダロン（アンカロン® 100 mg）1回1錠 1日2回を内服しています．
- 浮腫，体重増加を主訴に内科外来を受診しました．
- 血圧 120/95 mmHg，脈拍 56回/分，体温 35.8 ℃，SpO_2 96％室内気
- 甲状腺は触知しません．

検査値

- BNPは，普段の外来では 70 pg/mL（基準値 0〜20 pg/mL）前後ですが，受診時は 53 pg/mL でした．
- TSH 26 μIU/mL，FT_4 0.1 ng/dL

検査値から何が読み取れるか

- TSH（甲状腺刺激ホルモン）は 26 μIU/mL と高値，FT_4（遊離 T_4）は 0.1 ng/dL と低値であり，甲状腺機能低下症を疑います．
- T_4 または FT_4 が高値であれば甲状腺機能亢進症，低値であれば甲状腺機能低下症が考えられます．甲状腺から分泌される甲状腺ホルモン（T_3，T_4）の量が少ないとき，それを代償しようと下垂体から分泌される甲状腺刺激ホルモン（TSH）の値が高くなります．
- 浮腫の原因の1つに心不全がありますが，この症例ではBNPは低値であり，心不全の可能性は低いと考えます．

考えられる病態

- ▶ 半年前からアミオダロンを開始されており，薬剤性甲状腺機能低下症を考えます．
- ▶ アミオダロン100 mgにはヨード37 mgが含まれており，甲状腺機能亢進症，低下症のどちらも引き起こし得ます[1]（→ p.213）．

チェックすべき症状

- ▶ 甲状腺機能低下症の症状：粘液水腫（むくみ），倦怠感，徐脈，便秘，声のかすれ，無気力など．
- ▶ 甲状腺機能亢進症の症状：動悸，振戦，下痢，体重減少など．

他に何が考えられるか

- ▶ 慢性甲状腺炎（橋本病）は，最も多い甲状腺機能低下症の原因です．
- ▶ 橋本病との鑑別のために，抗TPO抗体，抗サイログロブリン抗体を測定します．橋本病ではこれらが陽性を示します．

どうするか

- ▶ アミオダロンを処方している医師に連絡し，減量が可能かどうかを相談します．
- ▶ 減量が難しければ，チロキシンによる補充療法を開始します．
- ▶ 合成T_4製剤レボチロキシンNa（チラーヂン®S）25 μg/日で治療開始し，以降TSHを指標に4〜6週間ごとに25〜50 μgずつ増量します．
- ▶ 虚血性心疾患，60歳以上の高齢者，粘液水腫[注]がある場合は，急速に甲状腺ホルモン濃度を上げることは危険なので，2週間ごとにフォローアップし，12.5〜25 μgずつ増量します．

  注）粘液水腫性昏睡は大量のT_4で治療します．
- ▶ はじめは1〜2カ月ごとにTSHを測定し正常化をはかり，安定したら半年ごとにフォローアップします．

医師からひとことアドバイス

甲状腺機能異常をきたし得る薬剤は，投与前に必ず甲状腺機能（TSH, FT_4）を検査すること，甲状腺機能低下・亢進症状の出現がないか，問診・診察を行うことが重要です．

アミオダロンまたはその他のヨード含有薬は，甲状腺機能異常をきたし得ます．

甲状腺機能異常の基礎知識

甲状腺機能異常のメカニズム（図1）

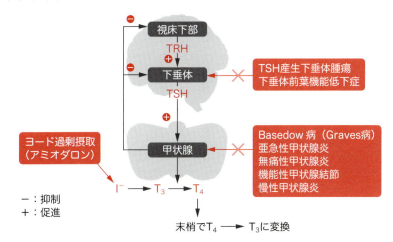

図1　甲状腺ホルモンの分泌制御と病態
文献2より改変して転載

アミオダロンによる甲状腺機能低下の機序

①ヨウ素は甲状腺ホルモンの原料であり，ヨウ素不足により甲状腺機能低下症を引き起こしますが，逆にヨウ素過剰でも甲状腺機能低下症を引き起こすことがあります．これをWolff-Chaikoff effect（ウォルフ-チャイコフ効果）といいます．

②T_4からT_3への変換の減少

③直接もしくは抗体を介した甲状腺組織の破壊

考えられる鑑別診断と頻度 (図2)

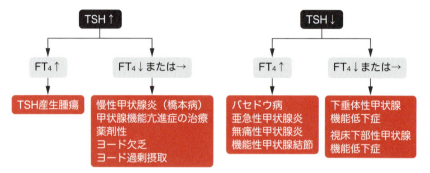

図2 甲状腺検査異常の鑑別診断

	甲状腺機能低下症	甲状腺機能亢進症
TSH	高値	低値（ネガティブフィードバック）
遊離T₄（FT₄）	低値	高値

- T_4またはFT_4が高値であれば甲状腺機能亢進症，低値であれば甲状腺機能低下症が考えられます．
- 甲状腺機能低下症の原因として多いのは橋本病です．
- 甲状腺機能亢進症または甲状腺腫に対する放射性ヨード療法や外科手術に続発するもの，抗甲状腺薬による甲状腺機能低下症も稀ではありません．その他の薬剤による甲状腺機能低下症は比較的稀です．
- ヨード欠乏：甲状腺ホルモン産生が低下し，その反応としてTSHが放出され，これによって甲状腺は腫大してヨードを盛んに取り込むようになり，結果的に甲状腺腫が発生します．ヨード欠乏が重度の場合は甲状腺機能が低下しますが，米国ではヨード添加食塩の登場以来，発生は稀です．

原因となり得る薬剤

以下の薬剤の内服中，TSHは6〜12カ月ごとにチェックすること．

甲状腺機能低下症を引き起こす薬剤

甲状腺ホルモンの合成・分泌を阻害する
チオナミド（チアマゾール，プロピルチオウラシル），エチオナミド（他種抗結核剤耐性結核の第2選択薬の1つで，構造的にチアマゾールと類似）[3]，リチウム，アミノグルテチミド，サリドマイド，アミオダロンや造影剤などのヨード含有薬

次ページに続く

T_4の消化管からの吸収が減少する
コレスチラミン，炭酸カルシウム，スクラルファート，ラロキシフェン，オメプラゾール，ランソプラゾールなど
免疫系の異常による甲状腺機能異常を引き起こす
IFNα，IL-2，アレムツズマブなど
TSHを抑制する
ドーパミン
破壊性甲状腺炎を起こし得る
スニチニブ[4]
甲状腺ホルモンの不活化
ソラフェニブ[5]

甲状腺機能亢進症を引き起こす薬剤

甲状腺ホルモンの合成・分泌を促進する
ヨード含有薬
免疫系の異常による甲状腺機能異常を引き起こす
IFNα，IL-2，アレムツズマブなど

経過

抗甲状腺薬（プロピルチオウラシル，チアマゾール），およびヨードによる過剰治療中に生じる甲状腺機能低下症は，治療を中止すると軽快します．

リスク因子

日本は海藻を摂る習慣があり，もともとヨード摂取量が多いため，サプリメントなどによる過剰摂取に注意が必要です．

◆ 文献

1）Basaria S & Cooper DS：Amiodarone and the thyroid. Am J Med, 118：706-714, 2005
2）「診断に自信がつく検査値の読み方教えます！」（野口善令/編），羊土社，2013
3）McDonnell ME, et al：Hypothyroidism due to ethionamide. N Engl J Med, 352：2757-2759, 2005
4）Hamnvik OP, et al：Thyroid dysfunction from antineoplastic agents. J Natl Cancer Inst, 103：1572-1587, 2011
5）Desai J, et al：Hypothyroidism after sunitinib treatment for patients with gastrointestinal stromal tumors. Ann Intern Med, 145：660-664, 2006

第2章 ケーススタディで検査値を学ぶ

10 凝固の異常

【代表的な基準値】*

検査項目	略記	単位	基準値
凝固系検査			
プロトロンビン時間	PT	秒	10〜12
活性化部分トロンボプラスチン時間	aPTT	秒	30〜40
プロトロンビン時間−国際標準比	PT-INR		0.9〜1.1
線溶系検査			
フィブリノゲン量	Fib	mg/dL	200〜400
FDP	FDP	μg/mL	≦5
Dダイマー	Dダイマー	μg/mL	≦0.5〜1.0

*基準値は施設により異なる

【検査の目的】

凝固系検査：出血傾向の評価，抗凝固治療のモニター，血友病の診断，肝機能の評価．

線溶系検査：肺塞栓症，深部静脈血栓症の診断．

【検査項目の概要】

▶ 大きな血管損傷が起こると，血管外組織が血液に接触し外因系が活性化されます．一方，小さな血管損傷が起こると内因系が活性化されます（→p.222図）．

▶ どちらの系も最終的にトロンビンがフィブリノゲンをフィブリンに変化させ，フィブリン塊が血球，血小板を巻き込んで血栓が完成します．

▶ 凝固した血栓は，組織の修復に伴って線溶系により分解・除去されます．血漿中のプラスミノゲンが活性化されるとプラスミンになります．プラスミンは凝固した安定・不安定フィブリン（一部フィブリノゲンも）を分解し，FDP（E分画，D分画，Dダイマー）に変化させます．

▶ 正常状態では，凝固系と線溶系がバランスをとりながらフィブリンの生

成と分解が調節されています．

- **PT**：外因系＋共通系が働いて血液が凝固するまでの時間を表します．
- **aPTT**：内因系＋共通系が働いて血液が凝固するまでの時間を表します．
- **PT-INR**：PTの試薬による差異を標準化するため，国際標準化された試薬を用いて指数化したPTの表記法．PTが延長するほどPT-INR値も大きくなります．
- **FDP，Dダイマー**：FDPは，フィブリノゲン，安定・不安定フィブリンの分解により生成するE分画，D分画，Dダイマーのすべてを合わせたもので，Dダイマーは安定フィブリン分解で生成するDダイマー分画のみを測定したものです．線溶系亢進により高値となります．

第2章 ケーススタディで検査値を学ぶ

10 凝固の異常
薬剤性DIC

林 理生

症例

- 61歳男性．大腸癌，多発肝転移，腹膜転移，癌性腹膜炎，腸管閉塞あり，結腸切除術，人工肛門造設術後．
- FOLFOX6（ベバシズマブ 5 mg/kg，ロイコボリン 400 mg/m^2，オキサリプラチン 85 mg/m^2，5-フルオロウラシル 400 mg/m^{2}ボーラスから2,400 mg/m^2）で開始されました．
- 第4，8クール終了後の評価で，転移性病変の縮小が認められました．
- 第18クールの初日，ベバシズマブの後にロイコボリン，オキサリプラチンを点滴中に，発熱，悪寒戦慄，歯肉出血，人工肛門ストーマパウチ内に少量の出血を認めました．

検査値

WBC (/μL)	2,000	Hb (g/dL)	7.6	Plt (×10^4/μL)	9.5
T-Bil (mg/dL)	2.82	D-Bil (mg/dL)	1	LDH (IU/L)	710
PT-INR	1.8	aPTT (秒)	50	Fib (mg/dL)	<70
Dダイマー (μg/mL)	28.3	ハプトグロビン (mg/dL)	6.7	FDP (μg/mL)	20

症例は文献1を参考に作成

検査値から何が読み取れるか

- PT-INR，aPTTの延長があります．
- FDP，Dダイマーも上昇し，Fib（フィブリノゲン）は低下しています．
- この症例では抗癌剤治療中でしたが，以前の11.6万/μLから9.5万/μLへ，血小板減少の進行も認められました．
- D-BilとLDHの上昇，Hbとハプトグロビンの低下が認められます．

考えられる病態

▶ ヘモグロビンの分解産物であるビリルビンの上昇，逸脱酵素であるLDHの上昇，Hbの低下，ハプトグロビンの低下（ヘモグロビンは血中ハプトグロビンと結合して処理される）があり，薬剤性の溶血性貧血が疑われます．

▶ 基礎疾患に悪性腫瘍があり，出血傾向と，Fib減少，フィブリン/フィブリノゲン分解産物であるDダイマー・FDP上昇，血小板減少があり，播種性血管内凝固（disseminated intravascular coagulation：DIC）が疑われます（表）（→Side Note）．

表　播種性血管内凝固の診断基準（1988年，厚生労働省）

得点		0	1	2	3
基礎疾患		なし	あり		
臨床症状	出血症状	なし	あり		
	臓器症状	なし	あり		
検査成績	FDP（μg/mL）	10>	10≦〜<20	20≦〜<40	40≦
	血小板（×10³/μL）	120<	120≧〜>80	80≧〜>50	50≧
	Fib（mg/dL）	150<	150≧〜>100	100≧	
	PT（時間比）	1.25>	1.25≦〜<1.67	1.67≦	

7点以上で播種性血管内凝固と診断します
文献2より

Side Note

DIC

播種性血管内凝固では，病的な量の組織因子に血液がさらされることにより，トロンビンが制御不能に大量に産生され，全身の小，中血管にフィブリンが沈着し，肺，腎臓，肝臓，脳などの臓器への血流不全で多臓器不全を起こします．一方で，凝固活性が持続することで凝固因子と血小板が消費されて，結果として全身性の易出血傾向も起こします．
播種性血管内凝固は，悪性腫瘍以外にも敗血症や，胎盤早期剥離などの産科的合併症，外傷などが原因になります．

- オキサリプラチンは切除不能大腸癌の治療で広く使用される抗癌剤ですが，頻度の高い末梢神経障害，骨髄抑制以外にも，薬剤性血球減少，溶血性貧血を起こし，またクールを重ねるごとに，免疫学的機序で投与直後に蕁麻疹，アナフィラキシーなどのアレルギー症状を起こすことも知られています．6クール以上使用した場合に多いといわれています．
- 本症例では，急激な溶血によりDICを引き起こした可能性があります．

チェックすべき症状

- 多発性微小血栓からの微小血管内皮障害による臓器障害と，消費性凝固障害による出血性合併症の有無をチェックします．
- 体温，血圧，呼吸数，SpO_2などのバイタルサインを確認し，重症感染症の徴候に注意します．
- 臓器障害としては，呼吸困難，黄疸，意識障害，乏尿などチェックします．
- 凝固因子異常における出血傾向では，深部出血（関節内，筋肉内出血，頭蓋内出血など）に注意し，血小板減少では紫斑，粘膜出血をみます．
- DICでは凝固異常と血小板減少の両者があります．
- 後述するDICの原因となる薬剤歴を確認します．

他に何が考えられるか

- 抗癌剤治療中の免疫抑制状態での悪寒戦慄を伴う発熱があれば，敗血症など重症感染症が原因のDICの可能性もあり，精査が必要です．
- 悪性腫瘍（造血器，進行固形癌）でもDICを起こします．
- 活性化凝固因子製剤（遺伝子組換え活性化第Ⅶ因子製剤，ヒト血漿由来活性型プロトロンビン複合体製剤），抗癌剤（ビンクリスチン，ビンブラスチン，ダウノルビシン，ドキソルビシン）などの使用があれば，それが原因の可能性があります．
- 不適合輸血の使用や溶血は，DICを起こし得ます．
- 組織損傷（外傷，術後，熱傷，熱中症，横紋筋融解症）もDICの原因となります．

- 産科合併症としては，常位胎盤早期剥離，羊水塞栓症，その他，急性膵炎，劇症肝炎，蛇咬症，低体温症もDICの原因となります．

どうするか

- DICの治療は，原因除去のための基礎疾患の治療，原因薬剤の中止となりますが，抗癌剤投与によるDICの増悪は腫瘍崩壊に伴うものであることもあり，そのときはDICに対応しながら抗癌剤を継続することもあります．
- 原因となる薬剤がありそうなときは，医師へ報告が望ましいです．

医師からひとことアドバイス

DICは臓器障害を起こすと予後不良ですので，原因を検索して適切に治療することが必要です．著明な血小板減少，凝固異常で出血のコントロールが困難な場合は，血小板輸血，新鮮凍結血漿などの治療を要することがあります．

- DICは多臓器不全を起こし，死亡率は30〜80％といわれます．
- DICの原因となる基礎疾患をもつ患者で，急性の出血傾向とPT-INR，aPTTの延長やFDP，Dダイマーの上昇，フィブリノゲンの低下，血小板減少などを認めたら，DICを疑います．
- 悪性腫瘍に対して抗癌剤治療が行われているときは，特にDICに注意が必要です．

DICの基礎知識

● DIC発症のメカニズム

さまざまな基礎疾患，薬剤などによって病的な量の組織因子に血液がさらされた結果，制御困難なトロンビン過剰産生によって，全身の小中血管にフィブリンが沈着して，凝固因子，血小板が消費され，PT-INR，aPTTの延長，Dダイマー，FDPの上昇，血小板の減少を起こします（図）．

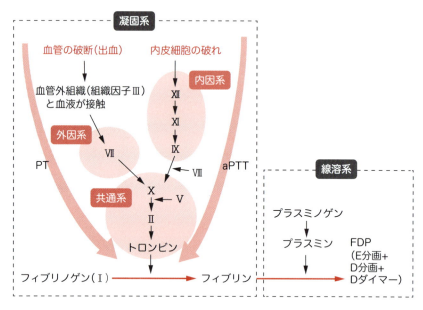

図　凝固系と線溶系のメカニズム
文献3を改変して転載

● 原因となる疾患と頻度

カテゴリー	原因疾患	頻度
敗血症	細菌，ウイルス，真菌，寄生虫，リケッチア	高い
外傷と組織損傷	脳損傷，広範熱傷，脂肪塞栓，横紋筋融解症	高い
血管疾患	巨大血管腫，大動脈瘤	高い
産科合併症	胎盤早期剥離，羊水塞栓，死産児症候群，敗血性流産	低い
悪性腫瘍	腺癌，血液悪性腫瘍	高い

次ページに続く

カテゴリー	原因疾患	頻度
免疫異常	急性溶血性輸血反応，臓器・組織移植拒絶，移植片対宿主病	低い
薬剤	活性化凝固因子製剤，抗癌剤	高い
毒物	蛇咬傷，昆虫刺傷	低い
肝疾患	劇症肝不全，肝硬変，妊娠脂肪肝	低い

原因となり得る薬剤

分類	薬剤
活性化凝固因子製剤	遺伝子組換え活性化第Ⅶ因子製剤，ヒト血漿由来活性型プロトロンビン複合体製剤
抗癌剤	ビンクリスチン，ビンブラスチン，ダウノルビシン，ドキソルビシン

経過

薬剤が原因の場合は，通常は薬剤の中止後1〜2日で改善するといわれています．

リスク因子

抗癌剤投与により急激な悪性腫瘍細胞の崩壊が起こると，急激にDICの増悪あるいは発症することがあります．

◆ 文献

1) Malkhasyan K, et al：Oxaliplatin-related acute disseminated intravascular coagulation syndrome in a patient with metastatic colon cancer. Clin Colorectal Cancer, 14：e9-e12, 2015
2) DIC診断基準の『診断のための補助的検査成績，所見』の項の改訂について．厚生省特定疾患血液凝固異常症調査研究班，平成4年度業績報告集，37-41，1988
3) 「診断に自信がつく検査値の読み方教えます！」（野口善令/編），羊土社，2013
4) 小山高敏：播種性血管内凝固．日本臨床，65（増刊号8）：493-496，2007

10 凝固の異常
ワルファリン治療中のPT-INR延長

林 理生

症例

- 認知症，慢性腎臓病，心房細動，慢性心不全の既往があり，施設入所中の80歳女性．20年前から心房細動に対してワルファリンを内服していました．
- 2週間前から発熱，湿性咳嗽があり，当初はウイルス性上気道炎が疑われて鎮咳薬，去痰薬のほか，咳嗽時の胸痛が強く，鎮痛薬としてアセトアミノフェン200 mg錠1回2錠1日3回を定期内服するようにしていたところ，1週間前から，下腿に紫斑が出現し，咳嗽時に血痰がみられるようになったため救急車を要請されました．
- 使用薬剤：ワルファリン（ワーファリン）1 mg錠1回2錠1日1回，アセトアミノフェン200 mg錠1回2錠1日3回

検査値〜救急来院時

WBC (/μL)	8,100	リンパ球 (%)	33.4	単球 (%)	9.2
好中球 (%)	55.2	好酸球 (%)	2	好塩基球 (%)	0.2
Hb (g/dL)	8.2	MCV (fL)	101.6	Plt(×10^4/μL)	12.3
AST (IU/L)	29	ALT (IU/L)	12	γGTP (IU/L)	54
BUN (mg/dL)	28.1	Cre (mg/dL)	1.47	CRP (mg/dL)	2.27
CK (IU/L)	129	PT-INR	6.05	aPTT (秒)	77.9

検査値から何が読み取れるか

- PT-INR，aPTTの延長がみられます．
- Hb，Pltの低下もみられます．
- BUN，Creが高値です．

考えられる病態

- 凝固能異常とそれに伴う出血傾向，血痰で，貧血を起こしている可能性が高いと考えられます．
- PT-INRは，プロトロンビン時間（prothrombin time：PT）を，国際標準比（international normalized ratio：INR）で表示したもので，基準値は0.9〜1.1です．凝固系で第Ⅰ因子（フィブリノゲン），第Ⅱ因子（プロトロンビン），Ⅴ，ⅦおよびⅩ因子を評価する検査です（→**p.222 図**参照）．
- aPTTは活性化部分トロンボプラスチン時間（activated partial thromboplastin time）で，基準値は30〜40秒です．第Ⅰ因子（フィブリノゲン），第Ⅱ因子（プロトロンビン），第Ⅴ，Ⅷ，Ⅸ，Ⅹ，Ⅺ，Ⅻ因子を評価します．
- ワルファリンは，ビタミンK拮抗薬で，プロトロンビン（第Ⅱ因子），第Ⅶ，Ⅸ，Ⅹ因子といったビタミンK依存性凝固因子の活性化を阻害し，通常はまず先にPT-INRを延長させますが，ビタミンK欠乏状態が遷延するとaPTTも延長させます．
- ワルファリンを長期内服中の患者のほとんどはPT-INRの変動は少ないですが，一部は食事内容の変化，併用薬剤の影響，コンプライアンス不良などで予期せず変動することがあるため，ワルファリン内服中は月1回程度のモニタリングが勧められています．
- 心筋梗塞後にワルファリンを内服していた患者で，入院を要する出血性合併症の発生率は0.059人/年という報告があります．
- 今回は内服中のワルファリンの効果が，新規に開始されたアセトアミノフェンとの相互作用で増強してPT-INRが過延長してしまった可能性を第一に疑います．
- 抗凝固療法の適応となった疾患にもよりますが，PT-INRは1.5〜3.0でコントロールすることが多く，それ以上に延長しているときは出血性合併症に注意が必要です．

チェックすべき症状

- 出血性合併症の有無をチェックします．
- バイタルサイン（頻脈，血圧低下），出血徴候（血便，血尿，血痰，鼻出血，歯肉出血，月経過多，皮下出血・紫斑，関節内・筋肉内出血），神経症状（頭蓋内出血）などがないかチェックします．凝固因子異常における出血傾向では，特に深部出血（関節内，筋肉内出血など）に注意が必要です．
- 本症例ではHb，血小板が低下しており，活動性の出血が疑われます．また，BUN，Creも高値です．以前の採血結果を取り寄せて，普段からこの程度の数値なのか（慢性腎臓病があるのか），あるいは上昇してきているのか〔消化管出血や脱水でもBUN/Cre比が上昇します（→**Side Note**）〕もあわせてチェックする必要があります．この症例では，施設から取り寄せた情報では，1ヵ月前の血液検査と大きな変化はなく，もともとの慢性腎臓病によるものと考えられました．

他に何が考えられるか

- 既往歴で肝疾患がないかチェックします．肝不全では凝固因子の合成が障害されるため，PT-INRが延長します．また稀ですが，遺伝性の凝固因子欠乏症の既往がないかもチェックします．
- 飲酒もワルファリンの効果を増強させます．
- ワルファリンはさまざまな薬剤で効果が増強されるため，併用している薬剤をチェックします．また，長期の抗菌薬治療で腸内細菌叢が減少すると，ビタミンK_2の合成が障害されて，やはり凝固異常をきたします．

Side Note

BUN/Cre比
BUN産生は食事，消化管出血など腎機能以外の要因で変動しますが，Cre産生は筋肉量のみに依存し産生量はほぼ一定のため，腎機能以外の要因ではほとんど変動しません．このため，BUN/Cre比により腎疾患以外の病態を推定できます．

どうするか

- PT-INRが過延長している場合は,ワルファリンの減量・中止を医師に提案する必要があります.
- また,長期間にわたってワルファリン内服中でPT-INRが安定している患者でも,食生活の変化や,併用薬剤の追加でPT-INR延長を起こすことがあり,ワルファリンと相互作用のある薬剤は注意が必要です.
- PT-INRの延長が重度の場合は,ビタミンK製剤の投与を行います.

医師からひとことアドバイス

　ワルファリンの内服コンプライアンスや,ワルファリンの効果を減弱させてしまうビタミンK含有食物(納豆,青汁,クロレラなど)の留意ももちろんですが,併用薬剤によるワルファリン血中濃度上昇や出血傾向には常に注意が必要です.

ワルファリンの長期内服中に突然PT-INRが延長した患者では,まずは最近新規に追加された薬剤と,出血症状をチェックしましょう.

PT-INR延長の基礎知識

■ 原因となる病態

検査結果		原因となる病態
PT	aPTT	
延長	正常	**先天性疾患** ● 第Ⅶ因子欠乏症 **後天性疾患** ● ビタミンK欠乏（初期） ● 肝疾患 ● ワルファリン内服による抗凝固療法 ● 後天性第Ⅶ因子インヒビター ● ループスアンチコアグラント
正常	延長	**先天性疾患** ● 第Ⅷ, Ⅸ, Ⅺ因子欠乏 ● 第Ⅶ因子欠乏症 ● プレカリクレイン欠乏症 ● 高分子キニノーゲン欠乏症 **後天性疾患** ● ヘパリン ● トロンビンインヒビター（アルガトロバン, ダビガトラン） ● 第Ⅷ, Ⅸ, Ⅺ因子インヒビター ● 後天性von Willebrand病 ● ループスアンチコアグラント
延長	延長	**先天性疾患** ● プロトロンビン欠乏症 ● フィブリノゲン欠乏症 ● 第Ⅴ, Ⅹ因子欠乏症など **後天性疾患** ● 肝疾患 ● DIC ● 抗凝固薬の過量内服 ● 重度のビタミンK欠乏 ● ワルファリンとヘパリンの併用療法 ● 直接第Ⅹ因子阻害薬の投与（リバーロキサバン, アピキサバン, エドキサバン） ● フォンダパリヌクス投与 ● プロトロンビン, フィブリノゲン, 第Ⅴ, Ⅹ因子インヒビター ● 原発性アミロイドーシス関連第Ⅹ因子欠乏症 ● 殺鼠剤

- ワルファリンを内服する際は，疾患や血栓リスクに応じて目標となるPT-INRが異なります．
- 弁置換術後は，リスク，置換弁に応じて，2.0～2.5あるいは2.0～3.0，深部静脈血栓症では1.5～2.5程度でコントロールされることが多くなります．

PT-INR延長のメカニズム

①凝固因子産生障害
1）肝機能障害，2）凝固因子欠乏症

②凝固因子活性化障害
1）ワルファリン治療，2）ビタミンK欠乏症

- ワルファリンは，ビタミンK拮抗薬で，プロトロンビン（第Ⅱ因子），第Ⅶ，Ⅸ，Ⅹ因子といったビタミンK依存性凝固因子の活性化を阻害します．ワルファリンは消化管からすみやかに吸収され，大部分がアルブミンと結合して肝臓に蓄積されますが，薬物代謝酵素CYP2C9により代謝され，ワルファリンの必要量には個人差があります．特にCYP2C9を阻害する薬剤を併用していると，ワルファリンの血中濃度が上昇します．

考えられる鑑別診断と頻度

カテゴリー	原因	頻度
抗凝固療法	ワルファリン	高い
薬剤性	ワルファリン相互作用，アルコール，薬剤性肝機能障害	高い
ビタミン欠乏症	抗菌薬による腸管細菌叢の減少	高い
肝細胞障害	肝炎，肝硬変，肝臓癌	高い
血液疾患	凝固因子欠乏症	低い

原因となり得る薬剤

分類	薬剤
抗菌薬	キノロン系，マクロライド系，メトロニダゾール，アミノグリコシド系
抗真菌薬	アゾール系
解熱鎮痛薬	アセトアミノフェン
NSAIDs	アスピリン
抗血小板薬	チクロピジン，クロピドグレル，ジピリダモール
抗潰瘍薬	シメチジン，オメプラゾール
脂質異常症治療薬	フィブラート系，スタチン
抗ウイルス薬	インターフェロン
抗うつ薬	三環系抗うつ薬
抗癌剤	イマチニブ，メルカプトプリンなど
抗不整脈薬	アミオダロン

上記の抗菌薬はワルファリンの代謝に影響を及ぼします．またそれ以外の抗菌薬でも腸内細菌叢を減少させてビタミンK_2の産生障害で凝固異常をきたす機序もあります．

経過

- PT-INRが長期にわたって安定していても，多くの新規開始薬剤でPT-INRが延長します．ワルファリンとの相互作用が指摘されている薬剤が開始された際は，数日後のPT-INRのチェックが望ましいです．
- ワルファリンの血中半減期は36〜42時間といわれており，ワルファリンの休薬と，原因となる併用薬剤の中止で多くは数日でPT-INRは正常化します．

リスク因子

- 高齢
- 女性
- 脳卒中，頭蓋内出血の既往
- PT-INR過延長による出血性合併症の既往
- 糖尿病
- 高血圧症

- 肝障害
- 腎障害
- 悪性腫瘍
- 貧血
- 服薬・受診コンプライアンス不良
- 出血性障害（凝固因子欠損，血小板減少症）
- 患者の基礎疾患（心不全，肝疾患など）
- 急性疾患（感染症，消化管疾患）
- 薬剤相互作用（抗菌薬，アセトアミノフェン，NSAIDs，抗潰瘍薬の一部，抗血小板薬，アミオダロン，スタチン，フィブラート）
- ビタミンK摂取量の日内変動が大きい
- PT-INRが不安定
- ワルファリン開始前のPT-INR＞1.2

◆ 文献

1) 東原正明：凝固障害．日本臨床，65（増刊号8）：487-492，2007
2) Buresly K, et al：Bleeding complications associated with combinations of aspirin, thienopyridine derivatives, and warfarin in elderly patients following acute myocardial infarction. Arch Intern Med, 165：784-789, 2005
3) 循環器疾患における抗凝固・抗血小板療法に関するガイドライン（2009年改訂版）
4) 肺血栓塞栓症および深部静脈血栓症の診断，治療，予防に関するガイドライン（2009年改訂版）

第3章

さらなる
ステップアップを
めざして

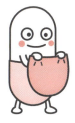

第3章 さらなるステップアップをめざして

多職種カンファレンス
院内の多職種カンファレンスを想定して，医師が薬剤師に望むこと

宮下 淳

チーム医療と多職種カンファレンス

　チーム医療とは，複数の職種が対等な立場で，それぞれの専門性を生かした患者中心の医療を行うことです[1]．チーム医療は，昨今の診療現場では欠かせないものとなってきました．チーム医療に必要なものは何でしょうか．まず必要なことは「情報の共有と一元化」，そして「意思の統一」です．電子カルテ上の情報共有と情報交換だけでは，意思の疎通が完全にできるわけではありません．やはり時には顔を突き合わせて話し合うということが必要になります．そこで必要になってくるのが，多職種カンファレンスです．

　ここでは，主に薬剤師がかかわる多職種カンファレンスについて，症例を用いて，参加するときの心得を解説していきます．

さまざまなチーム医療と多職種カンファレンス

　薬剤師がかかわる多職種カンファレンスには次のようなものがあります．栄養障害のある患者さんに対して介入する「栄養サポートチーム」や，耐性菌や血液培養陽性症例を中心に抗菌薬の選択・用量・投与期間及び血中濃度モニタリングなどの指導をチームで行う「抗菌薬適正使用推進チーム」，病院・薬局の双方の薬剤師の連携によって入院中の薬物療法が退院後も安全に適切継続されることを目的とした「薬薬連携チーム」，その他「褥瘡対策チーム」「せん妄対策チーム」「緩和ケアチーム」などです[2]．

　ここでは，退院調整カンファレンスを例にとって考えてみましょう．入院患者が退院して在宅生活を送ったり施設に入所したりする際に，医療や介護・福祉の支援を切れ目なく受けられるように調整することが目的です．

病院薬剤師の役割としては，相互作用のある薬剤や在宅環境では不要・不適切と思われる薬剤の変更や中止を医師とディスカッションしたり，家族の負担を減らす薬剤管理の方法について看護師とディスカッションしたりすることです．もし薬局薬剤師が参加している場合は，薬剤管理指導の引継ぎ，いわゆる薬薬連携を行う場にもなります．

症例

　患者Aさんは，心房細動・心不全と脳梗塞後遺症のある85歳男性です．右上下肢に麻痺と軽度認知機能低下がありますが，自宅内の生活動作は自力でできる程度のADLで，妻と2人暮らしをしていました．1カ月前に心不全の急性増悪で入院し，治療により軽快しましたが，入院後にADLがさらに低下し，トイレまでの伝い歩きができるかどうかというレベルになってしまいました．

　今後の退院先を考えなければなりません．Aさんとしては，家でのんびりと生活がしたいという希望があり，奥さんもできればそれをかなえてあげたいと思っています．しかし一方で奥さんはかなり不安を感じております．「排泄や食事の世話はできるだろうか」，「自分の薬の管理も大変なのに，夫のたくさんの薬の管理ができるだろうか」

　AさんとAさんの妻の不安を解消するために，多職種カンファレンスが開かれることになりました．

退院調整カンファレンス

（参加者：主治医D，担当看護師N，理学療法士R，ソーシャルワーカーS，薬剤師P）

　担当看護師N，理学療法士R，ソーシャルワーカーSの3人は，Aさんの希望とAさんのADLを考えあわせ自宅へ帰ることを前提にして，その具体的な方法について話し合おうとしていました．しかし一方で主治医Dはこう言いました．

主治医D：「さてどうかな…はっきり言って自宅の生活は無理でしょ．療養病院に行くしかないよ〜．」

担当看護師N，理学療法士R，ソーシャルワーカーS，薬剤師P：「…」

担当看護師N：「D先生，それはどういうことですか？　患者さんは家に帰

りたいって言ってるんですよ！もうちょっと患者さんの気持ちを考えたらどうなんですか！？」

主治医D：「患者さんの気持ちを考えてないとはどういう意味だ？君こそ，状況をちゃんと理解しているの？！」

一気に場の空気が悪くなり，一触即発の事態です．ここで薬剤師Pはどのように発言したらよいでしょうか．

カンファレンスの心得と技術

医療倫理3原則[3]

専門家が集まる多職種カンファレンスでは，自身の興味のある専門分野の主張が繰り広げられ，熱い議論が繰り広げられるうちに患者さん自身が蚊帳の外に置かれてしまうという状況に陥りがちです．いつも念頭に置いておくべきなのは，以下の医療倫理の3原則です．

①患者さんを人間として尊重する．
②患者さんの利益になるようにし，害をなさないようにする．
③正義，公平性を保つ．

自分の意見が上記3つの要件を満たしているかどうか振り返りながら，自分の専門性を最大限発揮して意見を述べるように心掛けることが大切です．

意思決定と倫理的行動

清水哲郎[4]の理論を用いて人間の意思決定について考えてみましょう．人間の意思決定と倫理的行動には「状況に向かう姿勢」と「状況認識」が伴います．例えば，電車の中であなたの携帯電話が鳴ったとします．それに気づいたあなたは「電車の中で，携帯電話で会話をすると周りの人が迷惑をするだろう」と状況を判断し，電話に出ないという行為を選択することがあると思います．

（姿勢：人に迷惑をかけないようにしたい）
＋（状況認識：電車の中で携帯電話で会話をすると迷惑だ）
→「行動：電話に出ない」

医療者として意思決定を行うときの基本姿勢は医療倫理3原則を守ることです．つまり，

（姿勢：医療倫理3原則）＋（状況認識：X）→「行動：Y」

となります．

カンファレンス例に戻って

　以上のことを考えて，前述のカンファレンスの会話をみてみましょう．主治医Dが「療養病院へ行くのが妥当」という意見で，他の医療者の意見と食い違っていました．担当看護師Nが，「主治医Dは患者さんの気持ちをわかっていない」，つまり「医療倫理に則った姿勢をとっていないのではないか」と非難しました．果たして主治医Dの姿勢は医療倫理3原則に則っていないのでしょうか．

　実はそうではありませんでした．主治医DとしてはAさんの希望どおり自宅での生活をさせてあげたいという気持ちはありました．しかし，医師としては病態生理的な見地を重視せざるを得ません．「患者Aさんには，慢性心房細動があり，脳梗塞後であることも考えると脳塞栓症二次予防として抗凝固療法を続けなければならない．しかしワーファリンの量調整のために頻回な外来通院・採血が必要になる．通院の世話をしてくれる子供のいないAさん夫婦にとってかなり困難を伴う．また転倒して頭蓋内出血など出血性病変をきたして大変なことが起こる可能性もある」という状況認識をもっていました．

　医療倫理3原則に照らし合わせて，主治医Dは原則1の「患者さんを人間として尊重すること」も大切だが，原則2の「患者さんに害をなさないようにすること」も考えあわせて在宅に踏み切ることに二の足を踏んでいるのです（図）．

退院調整カンファレンスその後

　薬剤師P：「D先生，どうして家に帰れないと思うのですか．よかったらその理由を聞かせてもらえませんか．」
　主治医Dが外来でのワーファリン量調整や転倒リスクへの懸念を語りました．
　薬剤師P：「例えば，アピキサバンなどNOAC（novel oral anticoagulants，新規経口抗凝固薬）に変更してみてはどうでしょうか．それによって採血のために頻回受診することは避けられ，また出血リスクも減るかもしれません．薬剤管理の点に関しては，担当の薬局薬剤師に私の

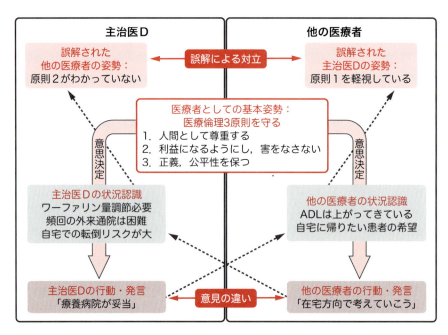

図 発言や行動の違いの多くは「姿勢」ではなく「状況認識」の違いから生じる

　　　方から申し送りをして，また訪問看護師や訪問薬剤師による薬剤管理の
　　　手助けはできるのではないかと思います.」
　ソーシャルワーカーS：「そうですね，介護度を見直して手すりを付けるな
　　　どの工夫で転倒リスクを減らすこともできるでしょう.」
　主治医D：「なるほど. そこが解決するなら，在宅でも大丈夫かもしれない
　　　ね.」

　薬剤師Pは，主治医Dの発言の裏にある「状況認識」を聞き出す巧みな質問と，それに対する薬物療法と薬剤管理についての明晰な回答によりカンファレンスの状況を一変させました.

　発言や行動の違いの多くは，「姿勢」ではなく「状況認識」の違いから生じますが，図のように「状況認識」の違いを考えずに「姿勢」が違うと考えてしまうことによって誤解が生じるということを理解しましょう. また，医師はたいていの場合，患者さんの病態生理学的な見地から予後の改善を

期待した意見を述べ，看護師は患者さんに寄り添った立場で患者さんの安全や心配事を考えながら意見を述べます．そういう職業的背景を理解することで，その医療者がなぜそのような意見を述べたのかが見えてくるはずです．もし背景にある思いがわからなければ，臆せずに「なぜそのようにお考えなのですか」と理由を尋ねることが最も効果的です．

医療者としてさらなる成長のために

　チーム医療では医療者は対等な立場で患者さんの問題解決に立ち向かいます．薬剤師だからといって，薬物療法や薬剤管理の面ばかりにこだわる必要はなく，時には医師のように病態生理学的な観点をもってみたり，看護師のように患者さんの安全や気持ちに寄り添ってみたりということも行ってみましょう．そのような行動がより深くチーム医療にコミットし，カンファレンスでより効果的な発言ができるようになります．さらには幅の広い知識を有することで患者中心の医療ができる医療者へと成長するきっかけになるでしょう．

◆ 文献

1）細田満和子：チーム医療が，医療文化を変容させる．Nursing BUSINESS, 1：20-25, 2007
2）厚生労働省：チーム医療推進のための基本的な考え方と実践的事例集．http://www.mhlw.go.jp/stf/shingi/2r9852000001ehf7.html（2016年3月 アクセス）
3）U.S. Department of Health & Human Services：Belmont Report. http://www.hhs.gov/ohrp/policy/belmont.html（2016年3月 アクセス）
4）「生命と環境の倫理」（清水哲郎/著），放送大学教育振興会，2010

第3章 さらなるステップアップをめざして

チームの一員として必要なコミュニケーション

渡部一宏

医療におけるコミュニケーションとは

　コミュニケーションとは何か？　その語源は，ラテン語のcommunis（共通のもの）やcommunicare（共有する）といわれています．つまり，「人と人との間でメッセージをやり取りして共有すること」がコミュニケーションです．医療は，人と人との出会いで成り立っておりコミュニケーションは必要不可欠です．すべてのメディカルスタッフは，患者さんとはもとより，多職種間とのコミュニケーションを図り，最善の医療を患者さんに提供するチーム医療を実践していかねばなりません．あなた自身のコミュニケーションコンピテンス（能力）＊はどうでしょうか？　あなたが薬剤師として患者さんに服薬説明をしたり，他のメディカルスタッフに医薬品情報を提供する手法やテクニックを習得すれば"コミュニケーションコンピテンスがある"といえるのでしょうか．

　コミュニケーションコンピテンスを学ぶうえで重要なこと，それは「表現すること」と「理解すること」との関係を理解する必要があります．表現は相手に理解されてはじめて表現として形をなし，理解は表現を受け取って理解することです．いかに相手の立場に立って表現し，また理解できるかということが良好なコミュニケーションを図るためのポイントになります[1]．

　医療コミュニケーションは，患者さんおよびメディカルスタッフとの信

＊多くの書籍を参照すると，コミュニケーションスキルとコミュニケーションコンピテンス（能力）と同義として扱うことが多いが，本稿ではコミュニケーションをとる手法・テクニックや理論だけでなく人と人との人間関係を築くための力をコミュニケーションコンピテンスとして定義しました．

頼関係を築くことを大前提とし，患者さんから情報収集すること，適切な情報提供をすること，さらには患者さんからフィードバック収集するためのコミュニケーションコンピテンスと，メディカルスタッフ間（医療チーム）で協議する際のコミュニケーションコンピテンスが大切となります．患者さんのさまざまな問題に対して応えるためには，時にはディベートも交えたコミュニケーションも必要になるでしょう．

対患者さんとのコミュニケーションのコツ

　患者さんとメディカルスタッフは，パートナーとして信頼関係を構築していくことが求められます．そのためには，患者さんが抱えている問題や考えを共有していくことが必要であり，患者さんとの双方向のコミュニケーションは大きな意義をもちます．そのためには，信頼関係をつくる，聴く，質問の仕方，説明などの11の対人コミュニケーションコンピテンスが求められるといわれています（**表1**）[2]．具体的には文献1～3をご参照ください．

　また，医療では患者さんに「悪い知らせ（bad news）」を伝えることが非常に困難です．そのための方法論として，テキサス大学MDアンダーソンがんセンターのBaileらが開発した「SPIKES理論」という6段階のステップを踏んで行うという面接技法がすでに使用されています（**表2**）[4][5]．

対メディカルスタッフとのコミュニケーションのコツ

　チーム医療とは，患者さん中心の医療を実現するために，医療に従事する多種多様なメディカルスタッフが，おのおのの高い専門性を前提に，目的と情報を共有し，業務を分担しつつも互いに連携・補完し合い，患者さんの状況に的確に対応した医療を提供することとされています[5][6]．「チーム医療」という言葉が先行し，とりあえずいくつかのメディカルスタッフが集まってみたものの，真の意味でチーム医療が実践できているでしょうか？

　とりあえずいくつかのメディカルスタッフが集まって形成するMultidisciplinary Team Model（縦割り型モデル）では，情報の共有が適切になされず，また各職種が主体性を発揮できない面があります．そこで，現在で

表1　対人コミュニケーションに関する11のスキル

項目	ポイント
信頼関係をつくる	誠実な態度と相手への敬意（尊重）
アサーティブ・コミュニケーション	自分と相手の発言の権利を守り，双方に建設的なメッセージ交換のプロセスを可能にする． win-winの関係を築く．
聴く	相手の話に関心をもち，言葉だけでなく非言語メッセージ（表情・視線，しぐさなど）にも注意を払う． 重要なポイントには集中し，わからなければその場で確認する．
効果的な質問の仕方	5W1Hを使って質問の戦略（準備）をする．質問は短く簡潔に． 話し相手と共通の概念（用語，言葉）を用いる． オープン・クエスチョンとクローズド・クエスチョンを適切に組み合わせ，一方的に話さず，相手に機会を与える．
投げ返し（reflection）	相手の大切なメッセージを簡潔に自分の言葉で相手に伝える投げ返しは，理解と相手への敬意および共感を表すことができる．
自己開示	自分を開くこと，つまり自分のことについて自分から話を明かすこと．対人関係の接着剤的な役目を果たす．
フィードバック	相手の行動を観察したりメッセージを受けたりしたときに，その相手に自分のメッセージ（感想）を返すこと．
意見の述べ方	意見を述べる際は同意をもらい，具体的な理由や根拠も述べる． 相手のメンツを潰さない配慮が大切である．
説明のスキル	わかりやすい説明の5ポイントを理解する〔明瞭な言葉，ビジュアルエイド（視覚補助手段）の利用，サインポスト（接続詞相当語句）を適切に用いる，重要ポイントをくり返す，フィードバックをもらう〕．
効果的な声の出し方と音声表現	一番言いたいことを強調するための効果的な発声の仕方を身につける．タメ（間）や抑揚をつけることも大切である．
セルフコントロール	対人コミュニケーションの前提は，自分の気持ちが安定（集中）していなければできない．

文献2を参考に著者作成

は，チームに参画する各職種の職能を整理するとともに，各職種がおのおのの立場から情報と意見を交換しながら医療の意思決定を行うTransdisciplinary Team Model（水平型モデル，スキルミックス型）によるチーム医療を理想とし，導入が進められています（図）[3]．

米国でがん診療におけるチーム医療で著名なMDアンダーソンがんセンター上野直人先生は，「チーム医療に参加しているメディカルスタッフが自ら率先して患者さんのために，上下関係やポジションに関係なく個人とし

表2　悪い知らせを伝えるSPIKESプロトコール

S	Setting	設定	適切な面談ができる環境を整え、個人情報が漏れないように落ち着いた場所を提供する.
P	Perception	認識	質問によって、患者さんが何を知っているか、どんな気持ちでいるかを知る.
I	Invitation	確認	患者さんがどこまで何を知りたいのかを把握する（受け入れ態勢の確認）.
K	Knowledge	伝達	良くない知らせであると前置きをしたうえで、患者さんから引き出した平易な言葉で情報を伝える. 一方通行ではなく、患者さんの理解を確認しながら少しずつ.
E	Empathy & Exploration	共感と探索	患者さんの反応（感情や心的状態）に共感を示す. 必要なら患者さんの気持ちを探る.
S	Strategy & Summary	計画と要約	患者さんの理解を確認する. 次にするべきことがお互いにはっきりわかっているようにわかりやすくまとめ説明する.

文献5を参考に著者作成

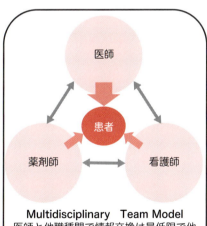
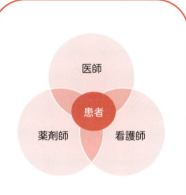

図　新しいチーム医療のモデル
文献3を改変して転載

て正しいことを的確に行動と発言できる環境がなければ，チーム医療なんかできていない」のように述べています[7]．

　米国の教育心理学者BWタックマンは，チームが真のチームになるための形成には5つの段階があり，ストーミング（対立・混乱）の段階は必ず起こり，各メンバーの考えや価値観の不一致からくる意見のぶつかり合い（コンフリクト）を恐れたり，それらから目を背けたり，沈黙することなく乗り越えることが必要だと述べています．人間関係でコンフリクトは必ず生ずるものです．以前は，コンフリクトは封じ込めた方がいいとされましたが，コンフリクトが起こることは人間関係で健全であり，人間関係の成長につながるとの考えが主流になってきています．問題解決に向けて関係者がWin-Winになるようなアサーティブコミュニケーションを取り入れ，Transdisciplinary Team Modelによるチーム医療を実践してほしい．これによって，1人の患者さんに多職種のメディカルスタッフが連携・協働し，それぞれの専門スキルを発揮することで，患者さんの生活の質（QOL）の維持・向上，患者さんの人生観を尊重した療養の実現をサポートすることが可能になります．

おわりに

　医療は，科学的根拠に基づいて実施されることは必要不可欠ですが，相手が人であるが故，その対応は対人（患者さん・メディカルスタッフ）コミュニケーションが大切です．そして，このコミュニケーションから「共感」という感情が生まれてきます．患者さんとの共感は，患者さんの心を開くきっかけになり，各メディカルスタッフがチーム医療のなかで何をしなければならないかが見えてきます．そして何より，患者さんとの「共感」は医療人としての自身のモチベーションやパワーにつながるのではないかと思います．そして，患者さんとの「共感」という信頼関係を構築するためには，いつなんどきでも安定（平静）の心を自分自身がもつことが最も大切です．

◆ 文献

1）「スキルアップのための医療コミュニケーション」（保坂隆，他／著），南山堂，2002
2）「対人コミュニケーション入門」（渡部富栄／著），ライフサポート社，2011
3）平井みどり：患者本位の医療を目指して．「ファーマシューティカルケアのための医療コミュニケーション」（後藤惠子，井手口直子／編），pp225，南山堂，2014
4）Baile W, et al：SPIKES－A six step protocol for delivering bad news：application to the patient with cancer. The Oncologist, 5：302-311, 2000
5）Buckman R：Breaking bad news：the S-P-I-K-E-S strategy. Community Oncology, 2：138-142, 2005
6）厚生労働省「チーム医療の推進に関する検討会」報告書（平成22年3月）http://www.mhlw.go.jp/shingi/2010/03/s0319-9.html（2016年3月 アクセス）
7）患者さん中心のがんチーム医療のために．MDアンダーソンがんセンター チームオンコロジー.Com http://www.teamoncology.com/index.php4（2016年3月 アクセス）

第3章 さらなるステップアップをめざして

ポリファーマシー

東 光久

> **Point**
> - ポリファーマシー，PIMsの定義を知ろう．
> - ポリファーマシーの複雑な背景を知ろう．
> - 問題のあるポリファーマシーに対する介入法としての"deprescribing"を知ろう．

ポリファーマシーとは

ポリファーマシーは，同一患者におおむね5剤以上[1)2)]の処方として定義されます．ポリファーマシーについては，最近メディアでも盛んに取り上げられるようになってきており，多くの薬剤師が知っていることでしょう．ただ実際，問題意識があってもなかなか介入まで至ることは難しいのが現状と思われます．本項では，ポリファーマシーに対する基本的な考え方，背景，対処法などについて概要を説明します．

症例

60代女性．右下肢痛をはじめとする全身の疼痛の訴えがあり，診療科Aで多数の鎮痛薬処方あり．最近になり全身浮腫を伴う体重増加があり，当科に紹介されました．診療科A以外に院内他科B，診療所Cからも処方を受けており，計15種類の内服薬と2種類の外用薬が処方されていました．

問題点として，#1慢性疼痛，#2体重増加・浮腫，#3ポリファーマシーを挙げました（もちろん#3の背景にある多数の併存疾患を挙げる必要はありますが，ここでは割愛します）．#1の原因として右変形性膝

関節症はあるものの訴えは多様であり，非薬物的アプローチを行いつつ，#2については器質的疾患は各種検査で否定のうえ，#3への介入を行いました．具体的には，患者の意向に配慮しつつ，診療科A, Bや診療所Cに処方理由を確認し，中止・減量可能な薬剤を挙げてもらったり，当科に一任してもらうなどして介入を進めました．徐々に#1, 2とも著明に改善し，#3については最終的に内服薬6剤と外用薬1剤にまで減量できました．その後，患者は当科に通院しつつも，診療科A, B, 診療所Cにも通院を続けています．

これはあくまでも架空の症例ですが，ポリファーマシーが内包するさまざまな問題点とその解決策を浮き彫りにしていると思います．

ポリファーマシーの背景

事例で示したなかにもみられたように，ポリファーマシーには多因子が関与しており，大きく患者側と医師側の要因に分けられます．

1) 患者側の因子

① 患者の解釈モデル
a) 薬はたくさん飲んだ方がよいと思っている
b) だから薬を出す医者がよい医者だと思っている
c) 複数の慢性疾患に対して，複数の医療機関を受診して，それぞれに処方を受けようとする
d) まさか自分に薬の副作用が起こっているとは考えない

② アドヒアランス
a) いったん開始した薬を止めるのが怖い
b) 逆にきちんと内服できていなかったり，飲み忘れていたり，場合によっては捨ててしまっていることもある（入院した場合には処方どおりに内服して有害事象を発生する可能性もある）
c) 認知症や視聴覚機能低下などで薬の区別・管理が難しいこともある

2) 医師側の因子

以下のような理由により，医師はついつい"足し算の"処方をしてしまうのです．

① 自身の専門領域については完璧な処方をしたい
　a）専門医としてのプライド
　b）医療過誤があってはいけないので"守り"に入ってしまう（defensive medicine）
② 他の医療機関への受診・処方歴に関心がない
③ 処方カスケード（prescribing cascade[3]）の罠
　a）ある症状を薬Aに対する副作用と気づかず，対症療法薬Bを処方
　b）薬Cの副作用予防として薬Dを処方
④ 薬を止めるタイミングを考えずに処方してしまう

ポリファーマシーは善か悪か

　ポリファーマシーそのものを単純に悪とするのは建設的ではありませんし，そもそも結果的にポリファーマシーにならざるを得ない場合は多数あります．まずはポリファーマシーの負の側面について考えてみましょう．以下に挙げる5項目は，いずれもポリファーマシーによる有害事象のエビデンスです．

① 有害事象の増加[4]
② パーキンソン病の増加[5]
③ 大腿骨頸部骨折の増加[6]
④ 認知症の増加[7]
⑤ 潜在的不適切処方（potentially inappropriate medications：PIMs）の増加[8]

　これらの多くは諸外国の報告ですが，国内でも在宅医療現場における実態として，PIMsが48％，それによる有害事象が8.0％であったとする報告[9]が2015年に出されています．

　ここで知っておきたいのは，潜在的不適切処方PIMsという考え方です（図）．65歳以上かつある一定の条件下ではルーチンには勧められない薬剤をPIMsとして臓器別／システム別に列挙されています（具体的なPIMsはSTOPP criteria[10]で定義されていますのでご参照ください）．

　しかし，PIMsだからといって，患者の個別性を考慮せずに否定するのは

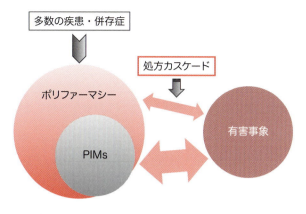

図 ポリファーマシーとPIMsの関係
文献11を参考に作成

必ずしもよくありません．その患者における優先順位を考慮して評価されるべきであり，そこは患者や処方医との十分なコミュニケーションが必要と考えられます．

問題のあるポリファーマシー

ところで問題のあるポリファーマシーはPIMsだけでしょうか．例えば，以下のような指標があります[12]．

① 定期的に10剤以上使用している
② 定期的に4～9剤使用し，
  a) 不適切処方の可能性のある薬剤（PIMs）を少なくとも1剤以上使用している
  b) よく知られている薬物間相互作用の危険性がある．臨床的禁忌がある
  c) アドヒアランスの問題を含めた，服薬の困難さが確認されている
  d) カルテに診断の記載がない，または主要な診断名が1つしかない．つまり，複数の病態がないのに多くの薬剤が使用されている可能性がある
  e) 終末期ケアを受けている

ただし，必ずしも処方数で規定されるものではなく，3剤以下であっても必要十分かどうか，不適切処方がないかどうかは十分検討する必要があるでしょう．そういう意味では，以下の考えの方が現実的です[13]．

> **複数の薬剤が不適切に処方されていたり（PIMs），**
> **薬物治療の意図する利益が得られていなかったりする場合**
>
> ① 治療がエビデンスに基づいていない
> ② 治療による害が利益を上回る
> ③ 相互作用のために薬の併用が危険である
> ④ 内服の負担，薬剤費の負担が患者にとって許容範囲を超える
> ⑤ 臨床的に有用なアドヒアランスを得ることが難しい
> ⑥ 他の薬の副作用を治療するために薬が処方されている

このような考え方で患者の処方を見直すとき，それは数で規定するポリファーマシーの域を超えて，その患者にとっての要不要を問う，真のポリファーマシー問題として再定義することができます．

問題のあるポリファーマシーを見つけたら～薬を減らすための手順・お作法

次にいよいよポリファーマシーへの介入に移ります．しかし，残念ながら単純に介入し薬を減らすだけでは，患者のアウトカムの改善（有害事象の減少や予後の改善）にはつながらないようです．
① PIMsを減らしても有害事象は減らない[14) 15)]．
② 薬剤師が薬物療法の最適化を行っても患者の予後は改善しない[16)]．

それではどうすればよいのでしょうか．不適切処方を減らすための手法として，"deprescribing"が最近注目されています[17)]．
① すべての薬剤の処方理由を再確認
② 患者個々の薬剤による有害事象の全体的なリスクを把握し，介入すべきか評価する
③ 各薬剤の潜在的なリスクとベネフィットを評価し，中止の妥当性について検討する

④ 患者の希望と薬剤を中止することのリスク（退薬症状など）を加味して中止薬剤の優先順位を決める
⑤ 薬剤中止を実行し，注意深く経過を観察する

　冒頭の事例は，①〜⑤に示す手順を踏んで進めたからこそ，患者や処方医との関係性を保ちつつ，患者の愁訴の改善とポリファーマシーに介入できた好例といえます．

薬剤師の立場から想定されるdeprescribingにまつわる問題点

1）医師との関係性

　医師は，基本的には患者に善かれと思って処方しています．その処方が不適切処方であると指摘された場合にどのように感じるでしょうか．指摘を認め，deprescribingに同意してくれるでしょうか．医師の処方権は，医師法で規定されているという単純なものではなく，professional autonomy（プロの職業人としての自律性）という医師の良心ともいうべき診療態度にかかわってくる重要な問題です．したがって，薬剤師がdeprescribingを提案することは，医師にとって，自身の知識不足だけではなく，医師としての良心を傷つけられたと考える可能性もあります．

　最終的に重要なのは，薬剤師と医師の間でのポリファーマシーに関する正しい情報共有と，普段からのコミュニケーションに基づく信頼関係です．また，医師が行動変容するときには，同じ医師からの指摘（peer pressure）が重要となってきますので，ポリファーマシーに理解のある医師を仲間に引き入れることも重要でしょう．

2）患者との関係性

　患者側は，薬剤師はあくまでもその薬の服用の仕方や副作用などの注意事項を知らせる存在として認識されています．したがって，その処方内容に関してまで踏み込むことを想定していない可能性があります．薬剤師は，患者との関係性を構築するうえでも医師とのコミュニケーションが必要であり，そのうえで医師との信頼関係を経て患者と接することができれば，deprescribingは実現可能になると考えられます．

ポリファーマシーを防ぐには

各種criteriaが論文化・出版されており，ポリファーマシーの予防には役立つと考えられます．

① Beer's criteria[18]
② STOPP criteria & START criteria（**表1，2**）[10]
③ 高齢者の安全な薬物療法ガイドライン[2]

表1　STOPP criteria（65歳以上の高齢者に潜在的に不適切な処方）

心血管系
ジゴキシン：腎障害[a]のある患者に125μg/日以上の量を長期間処方（毒性増強）
ループ利尿薬：心不全の徴候なく，単なる足首の浮腫改善目的で処方（有効性不明であり，靴下で圧迫する方が効果的）
ループ利尿薬：降圧剤の第1選択として単剤処方（より安全でより有効な代替薬が利用可能）
サイアザイド系利尿薬：痛風の既往がある患者に処方（痛風を悪化させる）
心臓非選択性のβ遮断薬：慢性閉塞性肺疾患（COPD）のある患者に処方（気管支攣縮のリスク）
ベラパミルとの併用でのβ遮断薬使用（症候性房室ブロックのリスク）
ジルチアゼムまたはベラパミル：NYHA Ⅲ度またはⅣ度の心不全患者に処方（心不全悪化の可能性）
カルシウム拮抗薬：便秘の患者に処方（便秘悪化の可能性）
アスピリンとワルファリンの併用：H₂ブロッカー（ワルファリンと相互作用のあるシメチジンを除く）またはPPIを使用せずに処方（消化管出血のハイリスク）
ジピリダモール：心血管系の二次予防目的に単剤処方（有効性のエビデンスなし）
アスピリン：消化性潰瘍の既往のある患者にH₂ブロッカーまたはPPIを使用せずに処方（消化管出血のリスク）
アスピリン：150 mg/日以上の処方（出血のリスクが増大する一方，有効性の上乗せは期待できない）
アスピリン：冠動脈，脳動脈，末梢動脈の狭窄症状や閉塞がないにもかかわらず処方（適応なし）
アスピリン：はっきり脳血管系疾患に起因するとは断定できないめまいの治療に対し処方（適応なし）
ワルファリン：初発で合併症のない深部静脈血栓症に対し6カ月以上投与（さらなる利益が証明されていない）
ワルファリン：初発で合併症のない肺動脈塞栓症に対し12カ月以上投与（さらなる利益が証明されていない）
アスピリン，クロピドグレル，ジピリダモール，ワルファリン：出血性疾患を有する患者に処方（出血のハイリスク）

次ページに続く

脳神経系と向精神薬
三環系抗うつ薬：認知症患者に処方（認知機能が悪化するリスク）
三環系抗うつ薬：緑内障患者に処方（緑内障が悪化するリスク）
三環系抗うつ薬：心伝導系異常患者に処方（催不整脈作用）
三環系抗うつ薬：便秘患者に処方（便秘が悪化するリスク）
三環系抗うつ薬：オピオイドまたはカルシウム拮抗薬を服用している患者に処方（重症の便秘のリスク）
三環系抗うつ薬：前立腺肥大または排尿障害のある患者に処方（排尿障害が悪化するリスク）
ベンゾジアゼピン系：長期間（1カ月以上），長時間作用型（クロルジアゼポキシド，フルラゼパム，ニトラゼパム，クロラゼペート，ベンゾジアゼピン）を処方（鎮静作用の遷延，昏迷状態，平衡機能障害，転倒のリスク）
神経遮断薬：長期間（1カ月以上），睡眠薬として処方（昏迷状態，低血圧，錐体外路症状，転倒のリスク）
神経遮断薬：長期間（＞1カ月），パーキンソニズム患者に処方（錐体外路症状を悪化させるリスク）
フェノチアジン系：てんかん患者に処方（痙攣の閾値を下げる）
抗コリン薬：神経遮断薬による錐体外路症状を治療する目的で処方（抗コリン作用による毒性のリスク）
選択的セロトニン再取り込み阻害薬（SSRI）：臨床的に重大な低ナトリウム血症の病歴のある患者（2カ月以内に非医原性の低ナトリウム血症＜130 mmol/L）に処方
第一世代の抗ヒスタミン薬（ジフェンヒドラミン，クロルフェニラミン，シクリジン，プロメタジン）：1週間以上処方（鎮静作用と抗コリン作用のリスク）
消化管系
ジフェノキシレート，ロペラミド，リン酸コデイン：原因不明の下痢治療薬として（診断が遅れるリスク，溢流性便秘を悪化させる可能性，炎症性腸疾患では中毒性巨大結腸症に移行しやすくなる可能性，未診断の胃腸炎の回復を遅延させる可能性）
ジフェノキシレート，ロペラミド，リン酸コデイン：感染性胃腸炎（血性下痢，高熱，激しい全身症状）の治療として（感染増悪または遷延のリスクになる）
プロクロルペラジン（ステメチル）またはメトクロプラミド：パーキンソニズムのある患者に投与（パーキンソニズム増悪のリスクになる）
PPI：消化性潰瘍の治療に最大投与量を8週間を超える投与（早期終了するか，または消化性潰瘍，食道炎，GERDの維持療法または予防目的で減量する）
抗コリン性鎮痙薬：慢性便秘に対して投与（便秘悪化のリスクあり）
呼吸器系
テオフィリン製剤：COPDに対する単独治療として（より安価で，より効果のある代替治療ではあるが，一方で治療域が狭く副作用のリスクもある）
全身ステロイド：中等症から重症のCOPD維持療法に吸入ステロイドの代わりとして（全身ステロイドの長期副作用のリスクに不必要にさらすことになる）
吸入イプラトロピウム：緑内障の患者に対して（緑内障を悪化させる可能性あり）

次ページに続く

筋骨格系	
NSAID：H_2ブロッカーやPPI予防投与なしに，消化性潰瘍や消化管出血の既往のある患者に対して（消化性潰瘍再発のリスク）	
NSAID：中等度（160～179/100～109 mmHg）から重症（180/110 mmHg以上）の高血圧患者に対して（高血圧悪化のリスク）	
NSAID：心不全の患者に対して（心不全悪化のリスク）	
NSAID：変形性関節症患者の軽症関節痛を緩和する目的での3カ月以上の長期使用（鎮痛作用のみの薬剤が望ましく，たいていの場合疼痛緩和には同じくらい有効である）	
NSAIDとワルファリンの併用（消化管出血のリスク）	
NSAID：慢性腎不全[b]の患者に対して（腎機能悪化のリスク）	
全身ステロイド：関節リウマチや変形性関節症の単剤治療として3カ月以上の使用（全身ステロイドの主要な副作用のリスク）	
NSAIDやコルヒチン：アロプリノールが禁忌とはならない状況下における痛風の維持治療としての使用（痛風の再発予防の第1選択はアロプリノール）	

泌尿器系	
ムスカリン受容体拮抗薬：認知症に対して（昏迷や暴力のリスク）	
ムスカリン受容体拮抗薬：慢性緑内障に対して（急性緑内障発作を誘発するリスク）	
ムスカリン受容体拮抗薬：慢性便秘に対して（便秘の悪化のリスク）	
ムスカリン受容体拮抗薬：慢性前立腺肥大に対して（尿貯留のリスク）	
高頻度の尿失禁（1日あたり1回以上の尿失禁）のある男性にα遮断薬（排尿頻度と尿失禁の悪化のリスク）	
α遮断薬：長期間（例えば2カ月以上）の尿道カテーテル留置中の患者に対して（適応ではない）	

内分泌系	
グリベンクラミドまたはクロルプロパミド：2型糖尿病に対して（遷延性低血糖のリスク）	
β遮断薬：頻回の低血糖エピソード（例えば月1回以上）をもつ糖尿病患者に対して（無自覚低血糖のリスク）	
エストロゲン：乳がんまたは静脈血栓塞栓症の既往のある患者に対して（再発のリスク）	
エストロゲン：正常子宮を有する患者にプロゲステロンを用いずに使用する（子宮内膜がんのリスク）	

転倒しやすい患者（過去3カ月に1回以上）に悪影響のある薬剤	
ベンゾジアゼピン系（鎮静作用があり，感覚低下をもたらし，平衡感覚を障害する）	
神経遮断薬（歩行障害，パーキンソニズムを引き起こす）	
第一世代抗ヒスタミン薬（鎮静作用があり，感覚低下をもたらす）	
起立性低血圧患者（収縮期血圧がくり返し20 mmHg以上低下）に低血圧を引き起こすことで有名な血管拡張薬（失神や転倒のリスク）	
オピオイド長期使用：くり返し転倒歴のある患者に対して（傾眠傾向，起立性低血圧，回転性めまいのリスク）	

次ページに続く

鎮痛薬	
強オピオイド（モルヒネやフェンタニル）の長期使用：軽度から中等度の疼痛に対し第1選択として用いる場合（WHO疼痛ラダーでは認められていない）	
2週間以上の定期オピオイド使用：緩下剤を併用せずに慢性便秘患者に使用する場合（便秘が悪化するリスク）	
オピオイド長期使用：緩和ケアや中等度から重症の慢性疼痛管理に必要というわけではない認知症患者に対して（認知機能が悪化する可能性）	
重複処方	
同系統のいかなる薬剤の定期処方：例；オピオイドやNSAID，SSRI，ループ利尿薬，ACE阻害薬の同効薬同時併用（新しい作用機序の薬剤を考慮する前に，1つの作用機序のなかでの単剤使用に最適化すべき）．ここでは必要な薬剤の重複処方（例；喘息やCOPDに対する，長時間または短時間作用型の吸入用β₂刺激薬と突出痛管理に用いるオピオイド）は含まない．	

a）推定GFR ＜ 50 mL/分
b）推定GFR 20〜50 mL/分
文献19より引用

表2　START criteria（以下の薬剤は，65歳以上で後述する条件を満たし，禁忌がない患者の場合に考慮すべきである）

心血管系	
ワルファリン：慢性心房細動に対して	
アスピリン：慢性心房細動に対し，ワルファリンが禁忌の場合	
アスピリンやクロピドグレル：洞調律で動脈硬化性の冠動脈疾患，脳動脈疾患，末梢動脈疾患を明らかに有する場合	
高血圧治療：収縮期血圧が常時160 mmHg以上の場合	
スタチン：動脈硬化性の冠動脈疾患，脳動脈疾患，末梢動脈疾患を明らかに有し，身体機能は日常生活動作レベルで自立しており，生命予後が5年以上見込める場合	
アンジオテンシン変換酵素（ACE）阻害薬：慢性心不全に対して	
ACE阻害薬：急性心筋梗塞後	
β遮断薬：慢性安定狭心症	
呼吸器系	
定期吸入用β₂刺激薬または抗コリン薬：軽症から中等度の喘息またはCOPD	
定期吸入用ステロイド：中等度から重症（予測FEV 1.0 ＜ 50%）の喘息またはCOPD	
在宅酸素療法：明らかな慢性Ⅰ型呼吸不全〔pO₂ ＜ 8.0 kPa（60 mmHg），pCO₂ ＜ 6.5 kPa（48.8 mmHg）〕または慢性Ⅱ型呼吸不全（pO₂ ＜ 8.0 kPa，pCO₂ ＞ 6.5 kPa）	
中枢神経系	
L-Dopa：確実に機能障害をもち，結果として日常生活に支障をきたしているパーキンソン病患者	
抗うつ薬：3カ月以上持続する中等度から重症のうつ症状を有する場合	

次ページに続く

消化器系	
プロトンポンプ阻害薬（PPI）：重症の胃食道逆流症や拡張術を必要とするほどの噴門狭窄をきたしている場合	
食物繊維サプリメント：便秘を伴って慢性かつ有症状の憩室症を有する場合	
筋骨格系	
疾患修飾性抗リウマチ薬（DMARD）：12週間以上持続する中等度から重症の活動性関節リウマチの場合	
ビスフォスフォネート：維持療法としてステロイドを内服している場合	
カルシウムとビタミンD補充：明らかな骨粗鬆症（画像上の証拠，過去の脆弱性骨折の既往，後天性脊柱後弯症）のある場合	
内分泌系	
メトホルミン：2型糖尿病±メタボリックシンドローム（腎障害[a]のない場合）	
ACE阻害薬またはアンジオテンシン受容体拮抗薬：腎症〔例；明らかな蛋白尿または微量アルブミン尿（＞30 mg/24 hr）±腎障害[a]を示唆する血清バイオマーカー〕を有する糖尿病	
抗血小板療法：1つもしくはそれ以上の心血管リスク（高血圧，脂質異常症，喫煙歴）を有し糖尿病がある場合	
スタチン：1つもしくはそれ以上の心血管リスクを有し糖尿病がある場合	

[a] 推定GFR＜50 mL/分
文献19より引用

最後に

　最近の薬剤師の業務範囲の拡大は著しいものがあります．病院や薬局における調剤から服薬指導，そして在宅訪問と守備範囲を広げていくなかで，ポリファーマシーにおいても薬剤師に期待するところは非常に大きいでしょう．最後に薬剤師の皆さんへのエールとして以下を強調したいと思います．

① ポリファーマシーやPIMsに対する関心をもちましょう．
② 患者が入院したり，転院・転医してきたときはチャンスです．ポリファーマシーやPIMsを見つけたら疑義照会できるようになりましょう．
③ そのために，普段からかかわりのある医師との積極的なコミュニケーションをもちましょう．
④ 医師も患者のことを思って医療を提供している，その負の結果がポリファーマシーやPIMsであることを理解しましょう．
⑤ そして，そのことについて批判的ではなく建設的に，患者のベストプラクティス（最善の診療）を合い言葉にポリファーマシーやPIMsに取り組みましょう．

⑥ 薬剤師，医師，看護師，MSWなどからなるポリファーマシーチームを結成し，啓蒙活動から介入まで包括的に実行できれば最高です．

◆ 文献

1) Gnjidic D, et al：Polypharmacy cutoff and outcomes：five or more medicines were used to identify community-dwelling older men at risk of different adverse outcomes. J Clin Epidemiol, 65：989-995, 2012
2)「高齢者の安全な薬物療法ガイドライン2015」（日本老年医学会/編），メジカルビュー社，2015
3) Rochon PA & Gurwitz JH：Optimising drug treatment for elderly people：the prescribing cascade. BMJ, 315：1096-1099, 1997
4) Sato I & Akazawa M：Polypharmacy and adverse drug reactions in Japanese elderly taking antihypertensives：a retrospective database study. Drug Healthc Patient Saf, 5：143-150, 2013
5) Lai SW, et al：Polypharmacy increases the risk of Parkinson's disease in older people in Taiwan：a population-based study. Psychogeriatrics, 11：150-156, 2011
6) Lai SW, et al：Polypharmacy correlates with increased risk for hip fracture in the elderly：a population-based study. Medicine (Baltimore), 89：295-299, 2010
7) Lai SW, et al：Association between polypharmacy and dementia in older people：a population-based case-control study in Taiwan. Geriatr Gerontol Int, 12：491-498, 2012
8) Dhall J, et al：Use of potentially inappropriate drugs in nursing homes. Pharmacotherapy, 22：88-96, 2002
9) Onda M, et al：Identification and prevalence of adverse drug events caused by potentially inappropriate medication in homebound elderly patients：a retrospective study using a nationwide survey in Japan. BMJ Open, 5：e007581. doi：10.1136/bmjopen-2015-007581, 2015
10) Gallagher P, et al：STOPP (Screening Tool of Older Person's Prescriptions) and START (Screening Tool to Alert doctors to Right Treatment). Consensus validation. Int J Clin Pharmacol Ther, 46：72-83, 2008
11) http://medical.nikkeibp.co.jp/leaf/mem/pub/di/column/aoshima/201602/545834.html
12) http://www.kingsfund.org.uk/publications/polypharmacy-and-medicines-optimisation
13) https://kenshunavi-contents.s3.amazonaws.com/images/event/osakadomannaka-polypharmacy-003-002.jpg
14) Frankenthal D, et al：Intervention with the screening tool of older persons potentially inappropriate prescriptions/screening tool to alert doctors to right treatment criteria in elderly residents of a chronic geriatric facility：a randomized clinical trial. J Am Geriatr Soc, 62：1658-1665, 2014
15) Patterson SM, et al：Interventions to improve the appropriate use of polypharmacy for older people. Cochrane Database Syst Rev, 10：CD008165, 2014
16) Holland R, et al：Does pharmacist-led medication review help to reduce hospital admissions and deaths in older people? A systematic review and meta-analysis. Br J Clin Pharmacol, 65：303-316, 2008
17) Scott IA, et al：Reducing inappropriate polypharmacy：the process of deprescribing. JAMA Intern Med, 175：827-834, 2015
18) The American Geriatrics Society 2015 Beers Criteria Update Expert Panel：American Geriatrics Society 2015 Updated Beers Criteria for Potentially Inappropriate Medication Use in Older Adults. J Am Geriatr Soc, 63：2227-2246, 2015
19) D. O'Mahony, et al：STOPP & START criteria：A new approach to detecting potentially inappropriate prescribing in old age. European Geriatric Medicine, 1：45-51, 2010

索引

欧文

A・B

acute kidney injury	118
AKI	118, 122
AKIN	119
Birdの診断基準	158
B型肝炎	105

C

CK-BB	168
CKD	126, 129, 186
CKD-MBD	187, 190
CK-MB	168
CK-MM	168
CK上昇	164, 171, 174
CK上昇の鑑別診断	168
CK上昇のメカニズム	168
CKのアイソザイム	168
CRP	157
C型肝炎	105
C型慢性肝炎	104

D・E

deprescribing	250
DIC	85, 218
DIHS	56
EDTA	93
EDTA依存性偽性血小板減少症	93
eGFR	127, 133
ESR	161

G・H

G6PD欠損症	40
GFR	126
HbA1c	140
HCV	104
HCV-RNA	104
HDL-C	151
HMG-CoA還元酵素阻害薬	175

I～L

intact PTH	188
ITP	85
KDIGO	119
LDL-C	151

M・N

MCV	19
MDS	30
MRHE	199
NSAIDs	43, 45

P

Payneの式	181
PIMs	248

PPI	84
prescribing cascade	248
PTH	183
PTHrP	183
PTHrP産生腫瘍	183
PT-INR	225
PT-INR延長	229
PTU	69

R・S

RIFLE	119
SPIKESプロトコール	243
START criteria	255
STOPP criteria	252

T

T_3	210
T_4	210
TC	151
TG	151
TIBC	42
TSH	210
TTP	86

U・W

UIBC	42
Wolff-Chaikoff effect	213

和文

あ行

悪性症候群	165, 166
悪性貧血	24, 27
アシクロビル脳症	136
アスピリン	43
新しい疾患・病態の発現	14
アルキル化剤	31
アルコール性肝障害	105
アレルギー	56
胃・十二指腸潰瘍	44
異常が進行性に増悪	15
異常値の予後と関連	12
医療倫理の3原則	236
インスリン	149
ウイルス性肝炎	113
ウォルフ-チャイコフ効果	213
エリスロポエチン	48, 52
炎症性筋炎	170
横紋筋融解症	164, 167, 174, 176

か行

家族性高コレステロール血症	152, 154
活性型ビタミンD製剤	186
肝硬変	73, 75, 104
肝細胞癌	104
患者中心の医療	234
肝障害	99, 104
甘草	204
偽性アルドステロン症	204
偽性血小板減少症	92

偽性低Na血症	197	好酸球増加	58
急性骨髄性白血病	32	好酸球増加症	56
急性腎障害	118	鉱質コルチコイド反応性低Na血症	199
急性腎不全	174	抗腫瘍薬	31
急性胆管炎	107, 113	甲状腺機能亢進症	211
急性汎血球減少	75	甲状腺機能低下症	210
凝固因子	229	向精神薬	165
凝固能異常	225	好中球減少の鑑別診断	70
極端な異常値	15	好中球減少のメカニズム	70
巨赤芽球性貧血	19, 22, 24	好中球減少を起こしやすい薬剤	71
筋逸脱酵素	170	好中球絶対数	67, 74
緊急性	15	好中球増加	65
筋肉痛	174	高トリグリセライド血症	152
筋力低下	171, 174	骨髄異形成症候群	30, 33, 75
劇症肝炎	113	骨髄芽球	62
血小板凝集	92	骨髄増殖性疾患	80
血小板減少	84, 89, 92	ゴットロン徴候	171
血小板増加	78, 82	骨ミネラル代謝異常	187
血小板増多症	78	骨融解	183
血清鉄	42	コミュニケーション	240
血栓性血小板減少性紫斑病	85		
血糖コントロール	140		
検査結果の正常/異常	10	**さ行**	
原発性副甲状腺機能亢進症	181, 183		
高Ca血症	181, 183, 188	サラセミア	48
高CK血症	173	糸球体濾過量	126
高P血症	188, 190	自己免疫疾患	25
高カイロミクロン血症	152, 154	脂質異常症	151
高血糖	140, 144	脂質代謝異常	152, 154
高血糖性高浸透圧症候群	141	疾患の有無を識別	13
後骨髄球	62	脂肪肝	105
好酸球	55	出血傾向	85
好酸球性血管性浮腫	57	消化管出血	43
		小球性貧血	42, 47, 50
		処方カスケード	248

心因性多飲症	197
腎機能障害	132, 135
腎後性	119
腎性	119
真性多血症	51
腎前性	119
ステロイド離脱症候群	152
赤褐色尿	174
赤沈値	161
潜在的不適切処方	248
相対的多血症	53
総胆管結石	107, 113

た行

退院調整カンファレンス	234
大球性貧血	19, 22, 24, 30, 34
多血症	54
多職種カンファレンス	234
多発性筋炎	170
胆管癌	113
胆汁うっ滞	112
胆汁うっ滞型肝障害	106
チアマゾール	68
チーム医療	234, 241
直接クームス試験	37
治療効果の指標	10
治療中の疾患の増悪	14
治療の副作用	15
低Ca血症	186
低K血症	203, 207
低Na血症	196
低血糖	146, 149
鉄欠乏性貧血	42, 45, 48

糖尿病	140
糖尿病性ケトアシドーシス	141
投与量調整	132
特発性血小板減少性紫斑病	85
トポイソメラーゼⅡ阻害薬	31

な行

内因子	25
二次性多血症	52
二次性貧血	47, 50
乳酸アシドーシス	136
尿検査	130
尿細管障害	174
脳浮腫	196

は行

破骨	183
橋本病	211
播種性血管内凝固	219
播種性血管内凝固症候群	85
はずれ値	11
白血球減少の定義	67
白血球（好中球）減少症	67
白血球（好中球）増加症	63
白血球増加	65
汎血球減少	24, 29, 33, 72
汎血球減少の鑑別診断	76
汎血球減少の経過による鑑別	76
汎血球減少のメカニズム	76
汎血球減少を起こしやすい薬剤	77
脾機能亢進症	73, 75
脾腫	52

非ステロイド性抗炎症薬	43
ビタミンB_{12}	25
ビタミンD	183
ビタミンK	225
皮膚筋炎	170
びまん性肝細胞障害	104
病的意義のない異常	14
フェリチン	42
副甲状腺機能亢進症	184
副甲状腺ホルモン	183
副甲状腺ホルモン関連タンパク	183
副作用のモニター	10
不動症候群	185
プロピルチオウラシル	69
併存症	14
ヘプシジン	48
ヘリオトロープ疹	171
補正Ca値	180
ポリファーマシー	246
本態性血小板血症	79

ま行

慢性ウイルス性肝炎	105
慢性甲状腺炎	211
慢性骨髄性白血病	63
慢性腎臓病	126, 186
慢性の汎血球減少	75
ミオグロビン	174
ミオグロビン尿症	165, 167
無効造血	30
メトトレキサート	20

や行

薬剤性SIADH	196
薬剤性横紋筋融解症	165, 167
薬剤性肝障害	105
薬剤性血小板減少症	84
薬剤性高Ca血症	181
薬剤性甲状腺機能低下症	211
薬剤性腎障害	118
薬剤性低Na血症	196
薬剤性溶血性貧血	37, 41
薬剤副作用の発生	14
薬剤リンパ球刺激試験	37
薬物性肝障害	99, 101, 107, 109
薬物性肝障害（肝細胞障害型）	99
薬物性肝障害（混合型）	99
薬物性肝障害（胆汁うっ滞型）	99
溶血性貧血	37, 40
葉酸欠乏	20, 22
葉酸代謝阻害	23
幼若血球	61
幼若好中球	62

ら行

リウマチ性多発筋痛症	158
利尿薬	54

わ行

ワルファリン	225

編者プロフィール

野口善令（のぐち よしのり）

名古屋第二赤十字病院総合内科．1982年名古屋市立大学卒．北米に臨床留学して，内科研修，臨床疫学，EBMなどを学ぶ．京都大学医学部総合診療部などを経て現職．現在は，急性期型市中病院の救急外来，一般外来，急性期病棟を活動の場としています．診断にいたる思考過程を言語化してまとめることに最も興味があります．

薬剤師のための薬物療法に活かす 検査値の読み方教えます！
検査値から病態を読み解き，実践で活かすためのアプローチ

2016年8月10日 第1刷発行	編　集	野口善令
2017年4月25日 第2刷発行	発行人	一戸裕子
	発行所	株式会社 羊 土 社
		〒101-0052
		東京都千代田区神田小川町2-5-1
		TEL 03（5282）1211
		FAX 03（5282）1212
		E-mail eigyo@yodosha.co.jp
		URL www.yodosha.co.jp/
© YODOSHA CO., LTD. 2016	装　幀	渡邉雄哉（LIKE A DESIGN）
Printed in Japan	カバーイラスト	加納徳博
ISBN978-4-7581-0933-8	印刷所	日経印刷株式会社

本書に掲載する著作物の複製権，上映権，譲渡権，公衆送信権（送信可能化権を含む）は（株）羊土社が保有します．
本書を無断で複製する行為（コピー，スキャン，デジタルデータ化など）は，著作権法上での限られた例外（「私的使用のための複製」など）を除き禁じられています．研究活動，診療を含み業務上使用する目的で上記の行為を行うことは大学，病院，企業などにおける内部的な利用であっても，私的使用には該当せず，違法です．また私的使用のためであっても，代行業者等の第三者に依頼して上記の行為を行うことは違法となります．

JCOPY ＜（社）出版者著作権管理機構 委託出版物＞
本書の無断複写は著作権法上での例外を除き禁じられています．複写される場合は，そのつど事前に，（社）出版者著作権管理機構（TEL 03-3513-6969，FAX 03-3513-6979，e-mail：info@jcopy.or.jp）の許諾を得てください．

羊土社のオススメ書籍

ここからはじめる！
薬剤師が解決するポリファーマシー
症例から学ぶ、処方適正化のための介入のABC

平井みどり／編

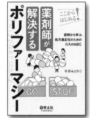

41の症例をもとに、処方意図の推測や処方適正化の進め方を具体的に解説！漫然投与されがちな薬剤、エビデンスなく処方されがちな薬剤など知っておきたいコツも満載．病院、薬局、在宅に関わる薬剤師におすすめ！

- ■定価（本体2,700円＋税）　■A5判
- ■255頁　■ISBN 978-4-7581-0934-5

根拠からよくわかる
注射薬・輸液の配合変化 Ver.2
基礎から学べる、配合変化を起こさないためのコツとポイント

赤瀬朋秀，中村 均／編

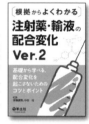

注射薬や輸液を扱う薬剤師必携の定番書が改訂！配合変化の予測・回避に必要な知識が根拠から学べて、各章末の演習問題で応用力が身につけられます．基礎の理解から実務まで役立つ、調剤事故の防止に欠かせない1冊！

- ■定価（本体2,600円＋税）　■A5判
- ■246頁　■ISBN 978-4-7581-0935-2

ステロイドのエビデンス
ステロイドの使い方の答えはここにある

川合眞一／編

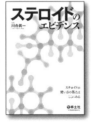

感染症やワクチン接種に影響するステロイドの用量は？妊婦・授乳婦にステロイド投与はできる？…等、臨床現場でよく出会う疑問を、エビデンスに基いて解消！ステロイドを使用する、あらゆる診療科の疑問に答えます！

- ■定価（本体4,600円＋税）　■A5判
- ■374頁　■ISBN 978-4-7581-1783-8

薬剤師のための
動ける！救急・災害ガイドブック
在宅から災害時まで、いざというときの適切な処置と役割

平出 敦，田口博一，窪田愛恵／編

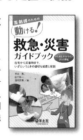

もしも薬局内で人が倒れたら…ケガ人が来たら…適切に対処できますか？本書では、バイタルサインの確認から心肺蘇生、応急処置、災害時の役割まで、薬剤師でもマスターしておきたい実践的な救急スキルを解説します．

- ■定価（本体2,700円＋税）　■B6変型判
- ■175頁　■ISBN 978-4-7581-0932-1

発行　羊土社 YODOSHA　〒101-0052 東京都千代田区神田小川町2-5-1　TEL 03(5282)1211　FAX 03(5282)1212
E-mail：eigyo@yodosha.co.jp
URL：www.yodosha.co.jp/
ご注文は最寄りの書店、または小社営業部まで